Las enseñanzas de
INDRA DEVI

Edición al cuidado de Jeannine Emery

DAVID LIFAR

Las enseñanzas de
INDRA DEVI

EDITORIAL SUDAMERICANA
BUENOS AIRES

Diseño de tapa: María L. de Chimondeguy/Isabel Rodrigué

IMPRESO EN LA ARGENTINA

Queda hecho el depósito
que previene la ley 11.723.
© *1999, Editorial Sudamericana S.A.,*
Humberto I° 531, Buenos Aires.

ISBN 950-07-1214-8

"He reducido el mundo a mi jardín, y ahora veo la inmensidad de todo lo que existe".

JOSÉ ORTEGA Y GASSET

Prefacio

Aunque conocí a Mataji en el año 1982 y mantenía un contacto frecuente con ella gracias a su estrecha relación con Iana, mi mujer, me "encontré" realmente con Indra Devi por primera vez en el Uruguay en una visita que realizó a la Cárcel de San Carlos y adonde la acompañé con el fotógrafo Aldo Sessa. A partir de allí se produjo un punto de inflexión en mi vida. Comencé a practicar Yoga en forma más regular y a organizar eventos, seminarios y charlas en las cuales mi maestra era siempre el eje de los mismos.

El hecho de haber conocido a Mataji Indra Devi me ha dado la oportunidad de entrar en contacto con una ciencia y un conocimiento que me eran a la vez extraños y lejanos. La simpleza de sus métodos y el carisma con el cual ella todavía hoy los transmite, fueron los motivos principales de mi acercamiento al Yoga.

Mataji ha sido y es aún hoy una de las grandes difusoras de la espiritualidad de este siglo. Para mí es un honor estar colaborando con ella desde hace más de diez años.

Tuve una oportunidad de esas que pocas veces se le presentan a un ser humano, y pienso que Dios me iluminó, pues no la desaproveché. También les debo las gracias a Iana y a nuestra hija Paula, que me ayudaron en este tiempo de evolución. Junto a Indra Devi hemos recorrido un largo trecho, quizás el más importante de su vida, ya que se trata de la culminación de su obra. Y hoy, al observar retrospectivamente el camino andado, puedo ver cuán necesario es el Yoga debido a la falta de sentido en la vida de los hombres y mujeres de nuestros tiempos. La gente está buscando una respuesta y no la encuentra, algún signo que le indique qué rumbo debe seguir. El Yoga se extiende frente a nosotros como un camino de luz. Transitándolo, descubriremos aquellas huellas que se encuentran borradas en nuestro interior y que nos conducen a una existencia plena y feliz.

En este libro que usted abre hoy, estimado lector, encontrará toda la sabiduría y la experiencia de Indra Devi. Esperamos que así como a ella y a tantos otros, el Yoga también le ayude a usted a encontrar la clave de su salud, de su juventud, de su equilibrio mental y de su armonía interior.

DAVID LIFAR
Director de la Fundación Indra Devi

1. El Yoga, un camino de vida

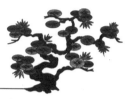

Según una antigua leyenda de la India, los dioses se reunieron para discutir qué se podía hacer para que los hombres se acercaran más a la divinidad. Y fue el dios Shiva quien dijo: Enseñémosles el Yoga.

Se ha hablado mucho de lo que es el Yoga y en los últimos tiempos ha comenzado a gozar de una popularidad incrementada, tal vez por el abatimiento y el cansancio que vive el hombre contemporáneo. Miles de personas aquejadas por el trabajo son víctimas de la fatiga y la tensión; los trastornos físicos, mentales y emocionales no son sino la consecuencia del agotamiento que no tiene tregua en las complicadas vidas que llevamos. Pero son muchos los charlatanes inescrupulosos que han abusado de esta doctrina, tergiversando sus preceptos más elementales con el fin de engañar al público desprevenido para sacar algún provecho de él. El Yoga nada tiene de moderno ni de revolucionario; se trata del método más antiguo, o uno de los más antiguos.

El Yoga no es una religión ni un credo confesional y no tiene templos, ceremonias ni dogmas. Las posturas del Yoga, los ejercicios de respiración, el relajamiento buscado nada tienen que ver con ninguna creencia, ni tan siquiera con su origen, en la India. Tampoco tienen que ver con la adivinación, ni con la quiromancia, ni con el espiritismo, ni con nada que se les parezca ni remotamente. El Yoga es tan real y práctico como usted o yo, y sus objetivos están enraizados en la vida misma. La prueba está en que el Yoga es una disciplina practicada por gentes de todas partes del mundo. Es un método, un camino para el perfeccionamiento humano, que comienza con el cuerpo, pasando por la mente, hasta llegar al espíritu. Asimismo, el yogui no es un sacerdote ni un oráculo, sino un hombre que lucha para alcanzar la iluminación espiritual; puede ser hindú, budista, cristiano, judío, mahometano, o puede asimismo no profesar religión alguna.

Nadie sabe exactamente cuándo se empezó a practicar el Yoga, pero se calcula que esta disciplina tiene aproximadamente 10.000 años de existencia. El primer testimonio escrito nos viene de Patañjali, 200 años antes de Cristo, que magistralmente ordenó y sistematizó todos esos conocimientos en forma escrita en sus Yoga-Sutras. Los sutras son como las cuentas de un rosario, y cada sutra se relaciona con el siguiente, como parte de un hilo conductor.

La palabra Yoga proviene de la raíz sánscrita yuj, que significa unión, vínculo y reintegración. El nombre se refiere al objetivo del Yoga, que es realizar la unión entre el cuerpo y el espíritu, entre el hombre —lo finito—, y el espíritu —lo infinito, entre la conciencia individual y la Conciencia Cósmica o Dios, Luz o Verdad—.

En la antigua India, los yoguis primitivos conformaban un grupo de místicos y científicos, interesados en la unión del cuerpo mortal y el espíritu inmortal, para lo cual buscaban un método que pudiese aplicarse durante la vida del hombre sobre esta

12

tierra. Durante muchos años, estudiaron los efectos de diferentes posturas, ejercicios, formas de respirar y dietas en los cuerpos humanos. También se remitieron a la naturaleza, donde observaron cómo se movían y respiraban los animales, cómo se adaptaban a los cambios de clima y de ambiente. Pero no lograron descubrir la mejor forma en unos pocos años, sino que llevó siglos descubrir las maneras de respirar, de concentrarse, de meditar, de relajarse y de realizar determinadas posturas y ejercicios mentales y físicos, combinados con una dieta adecuada, que lograrían esa unión. Los yoguis descubrieron que ciertos procesos biológicos pueden ser dirigidos a voluntad para mantener la salud, el vigor y la juventud. Los resultados de sus hallazgos fueron llamados "Ciencia del Yoga", y han persistido a través de los siglos, sobreviviendo intactos a pesar de guerras, invasiones, epidemias y catástrofes que han asolado la India.

Pese a su antigüedad, los métodos del Yoga no han sido superados por ningún otro tipo de práctica, ni siquiera por aquellos propuestos en los tiempos modernos. Y muchos de los ejercicios y de las dietas que se practican hoy en las clases de gimnasia del mundo entero ya habían sido conocidos por estos yoguis milenarios. El problema es que en muchos casos son desvirtuados por no ir acompañados de una respiración apropiada y una actitud mental adecuada.

Nuestra maestra Mataji Indra Devi comenzó a enseñar el Yoga en el año 1939, y con esta disciplina nos transmitió también toda su sabiduría y amor. El Yoga la ayudó a dejar de ser una mujer enfermiza, nerviosa y desdichada para convertirse en un ser humano fuerte y saludable tanto física como mentalmente.

Mataji nos revela que el Yoga es un arte y ciencia de vida, y un método para el desarrollo físico, mental y espiritual del hombre. Como señalamos, Yoga quiere decir unión: unión de materia y espíritu, de macrocosmos y microcosmos y, si se quiere, del hombre con Dios. El Yoga cambia nuestra vida de una manera sorprendente porque por medio de una serie de disciplinas físicas y mentales podemos aprender a mantenernos saludables, alertas, receptivos y mejorar nuestra percepción del mundo para sentirnos internamente armonizados, mejorar nuestra calidad de vida y lograr un equilibrio espiritual. Todos los demás métodos, por más buenos que sean, no son tan completos como el Yoga, porque éste no se concentra en un punto solo —sea el ejercicio, la dieta, la relajación o la meditación—, sino que es la síntesis de todo esto. Abarca todos los aspectos y las fases del crecimiento y del desarrollo humano, tanto físicos como mentales y espirituales, para que finalmente vivamos una existencia plena, rebosante de salud y juventud.

Un medio para armonizarnos

—Mataji, ¿qué resaltaría usted del Yoga?
—Con la práctica del Yoga se logra autoconfianza, lo que no quiere decir arrogancia, y la posibilidad de vivir con mucha alegría. El Yoga es un sendero hacia la libertad y nos ayuda a liberarnos del miedo y a dar no sólo para recibir sino por el mero hecho de dar. Además, el que da siempre recibe.

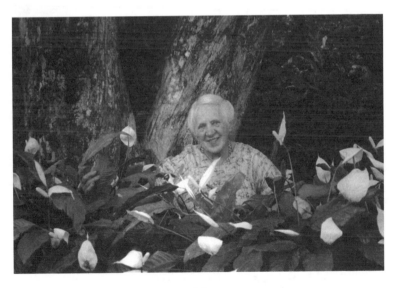

La ciencia del Yoga tiene una parte dedicada exclusivamente al cuidado del cuerpo humano y de todas sus funciones, desde la respiración hasta la función excretora. Pero sus prácticas son distintas de las otras disciplinas de educación de la salud, porque los objetivos del Yoga son acabar con las causas reales de la mala salud, determinadas principalmente por una oxigenación deficiente, una mala alimentación, el ejercicio inadecuado y la eliminación defectuosa de los productos de desecho que envenenan nuestro organismo. En ese sentido, los ejercicios de Yoga pueden contribuir a curar enfermedades al eliminar las impurezas y las obstrucciones del cuerpo, para que la naturaleza pueda realizar el trabajo curativo que corresponde.

Pero más allá de la parte física, el Yoga desarrolla nuestras capacidades mentales, así como también facilita la mayor agudeza de nuestros sentidos y la expansión de nuestro horizonte intelectual mediante la respiración rítmica, la concentración y el fomento de nuestra actividad glandular. Y finalmente, gracias a la meditación, el Yoga capacita al hombre para acercarse más y más al desarrollo de su naturaleza espiritual.

En el Yoga, la relajación se considera como un arte, la respiración como una ciencia y el control mental del cuerpo como un medio para armonizar el cuerpo, la mente y el espíritu. Los movimientos, algunos de los cuales están ideados imitando las posturas de distintos animales, son siempre lentos, suaves, plásticos, relajados, conscientes, y exigen una permanente y activa participación mental. Todo el trabajo es una dialéctica entre tensión y relajación. Es importante estimular, elastizar, tonificar, tomar conciencia de miembros, músculos superficiales y profundos, articulaciones, columna y, del mismo modo, ir logrando una paulatina y progresiva descontracción, un aflojamiento y una relajación completos. Con el Yoga, se movilizan energías bloqueadas y se estimulan o relajan centros energéticos que de otra manera serían inabordables. De este modo, no se busca solamente *generar* energía sino *aumentarla* y formar una reserva natural para usarla en el momento adecuado.

¿Hay una edad para comenzar y una edad para terminar

15

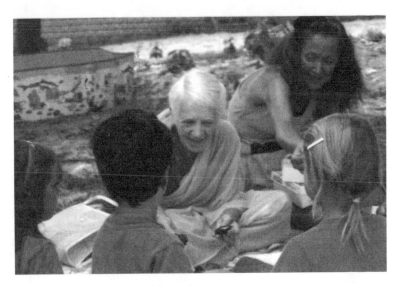

Mataji y Iana con niños

la práctica de Yoga? Normalmente, no debe comenzar a practicarse Yoga antes de los seis años. En la India dicen que hasta la edad de seis años, un niño todavía está conectado con el mundo de donde vino, el mundo de la fantasía, y que hay que dejarlo seguir en ese mundo, y no obligarlo a tomar ningún conocimiento sistematizado; todo se debe aprender jugando. De otra manera, estos niños crecerán con el cerebro limitado, y estarán muy bien para tomar órdenes, pero no serán creativos ni tendrán iniciativa porque ya estarán condicionados de antemano.

Se recomienda enseñar Yoga recién después de los siete años. La práctica de esta disciplina en los chicos es muy beneficiosa. Primero porque mejora su respiración y capacidad pulmonar; segundo, aumenta su concentración; tercero, mejora el carácter y los hace más sociables, y cuarto, empiezan a transmitir afecto de manera mucho más espontánea y natural.

En cuanto a la edad límite para aprender a hacer Yoga, no existe. Mataji ha tenido alumnos que comenzaron a los 90 años. "Yo no quiero decir que la mejor edad para empezar Yoga sean los 90 años, pero lo que quiero decir es que no hay edad para el Yoga."

La práctica de Yoga puede continuarse durante toda la vida. Mataji dice: "Si usted está tomando clases de Yoga, tiene que practicar además en su casa, así el Yoga entrará poco a poco en su vida".

El Yoga es de gran valor no sólo para los artistas dedicados a una misión creadora, sino que ayuda a los hombres de

"Una señora me preguntó: 'Además de la respiración completa, ¿qué otro consejo puede darnos a aquellas personas que practicamos el canto, ya que estamos siempre un poco rígidas y preocupadas?'

"Y mi respuesta: '¿Para el canto? Practique Yoga y el relajamiento total. Al comienzo de su clase y antes de cualquier movimiento, acuéstese para que todo lo que trajo de la calle —el miedo, las preocupaciones, la tristeza— se disipe. Olvídese de este pesado cargamento, relájese y luego comience su práctica de Yoga. Además, debe realizar la respiración completa. La mayoría de la gente solamente usa un tercio de sus pulmones, ¿por qué no usarlos completamente?'"

INDRA DEVI

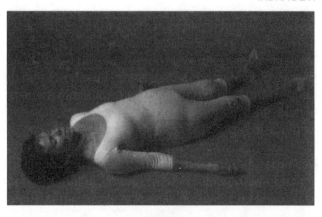

Relajación

negocios, a los deportistas, a los oradores públicos, a las modelos, a las amas de casa, a los alumnos y a los que imparten la enseñanza, a los empleados de las oficinas, de las fábricas y de los establecimientos comerciales, ya tengan que trabajar sentados frente a una mesa, o estar de pie. En conclusión, las posturas del Yoga y los ejercicios de respiración y relajamiento pueden ser practicados por cualquiera que desee mejorar su estado físico o mental, sin necesidad de haber penetrado en las etapas más avanzadas de esta disciplina.

En una clase de Yoga, todos los alumnos deben hacer Yoga juntos. El instructor va dando las indicaciones de acuerdo al nivel de flexibilidad que tenga cada cuerpo y a su capacidad de concentración —porque hay alumnos que tienen una estructura más rígida que otros que son más flexibles, y cada uno debe trabajar a su ritmo—, pero no hay división por niveles. La diferencia entre un alumno principiante y uno avanzado es, por un lado, el tiempo en que permanece en las posturas, y por el otro, la capacidad de concentrarse en lo que sucede en su interior. Además, el Yoga es unidad, lo cual significa que todas las personas tienen cabida en este arte. No es una unión parcial con determinadas personas, sino la unión con todos, porque Dios no hace diferencias. Si bien es cierto que el Yoga nació en el ámbito hindú, su naturaleza misma lo llevó a extenderse por todos los puntos del planeta.

Mataji está convencida de que la aplicación correcta de los métodos del Yoga contribuirá a mejorar la raza humana. Esta certeza está basada tanto en la tradición de esta milenaria filosofía, como en su experiencia personal y la de sus miles de alumnos. Durante sus largos años como discípula y maestra de Yoga ha visto una y otra vez enfermedades y desarreglos de la mente y del cuerpo curados por el Yoga, y a muchas personas que han cambiado sus vidas y encontrado la felicidad.

¿Por qué los yoguis dedicaban tanta atención al cuidado del cuerpo cuando su objetivo principal era la unión espiritual con el Supremo? La respuesta es que el cuerpo para ellos y para todos aquellos que practicamos Yoga es el vehículo por el cual nos unimos con Dios. El cuerpo es el templo del Espíritu

18

Vivo, y como tal, debe ser elevado a su máxima perfección a través de los cuidados externos e internos, manteniéndolo limpio, sano y bello. Pero nosotros permitimos que nuestro cuerpo se endurezca, envejezca y termine por enfermarse llevando una vida agitada y nutriéndonos con cualquier tipo de alimentos, que no daríamos ni a nuestros animales.

El yogui cuida su cuerpo porque es el único instrumento a través del cual puede expresar su espiritualidad. Podría decirse que la práctica del Yoga ayuda al "médico", al "psiquiatra" y al "sacerdote" que llevamos dentro nuestro a mantenernos en perfecto estado físico, mental y espiritual.

Los beneficios del Yoga

Fíjese en la siguiente situación: Un individuo está en la estación de tren y ve que dos personas están riéndose; queda intrigado, y se pregunta: ¿de qué se estarán riendo? ¿qué chiste estarán contando? ¡Cómo me gustaría participar de ese momento! Es como una alegría contagiosa. Me tocó, me predispuso de una determinada manera.

En cambio, estoy en la misma estación y veo que dos personas empiezan a discutir acaloradamente. Sus palabras son agresivas y sus rostros se crispan en tensión. Automáticamente reacciono. Al ver violencia, mi cuerpo, mi mente se ven afectados por esa situación. Me acuerdo de otras situaciones en las cuales me vi envuelto en una discusión o fui víctima de agresiones verbales.

¿Qué quiere decir esto? Si la alegría o la rabia de personas a las cuales no conocemos nos afectan física y psicológicamente, cuánto más nos van a afectar situaciones en las cuales estamos directamente involucrados: producirán en nosotros cambios poderosos. Pero a través del Yoga aprendemos a procesar toda esa información que entra y que de alguna manera nos altera para restablecer el equilibrio a nivel físico, mental, emocional, psicológico y espiritual.

Las posturas de Yoga afectan nuestro cuerpo y tienen además propiedades *curativas, preventivas y recuperativas*. Las tensiones neuromusculares rara vez se deben a enfermedades de los nervios y de los músculos: son más bien reacciones del cuerpo a las impresiones de la mente y se originan en pensamientos conscientes e inconscientes, dictados, en su mayor parte, por el miedo. De este modo, la tensión corporal es consecuencia de las preocupaciones emocionales, un círculo vicioso que resulta difícil de quebrar.

El Yoga propone la búsqueda de una solución en el propio individuo. Poco a poco, no en una semana sino en varios meses, ayuda a tomar las cosas con otra filosofía, a no preocuparse por nada, a decir "Que se haga Su voluntad". Y es tan fácil vivir sin preocupaciones, haciendo el propio trabajo lo mejor posible y dejando el resto a Dios.

Cada una de las posturas de Yoga afecta una parte específica de nuestro cuerpo y principalmente nuestro sistema endocrino. El aumento del caudal sanguíneo y de la energía nerviosa mejora y enaltece las actividades funcionales de las glándulas. Muchas personas tienen problemas físicos, y el Yoga puede sanarlos por medio de la postura adecuada; la obesidad, los dolores de cabeza, el estreñimiento, el insomnio, el pánico, los desarreglos menstruales, los problemas de postura y de columna, la timidez, pueden ser tratados por medio de posturas del Yoga con tan buen éxito como la tensión nerviosa, el estrés, el miedo, la depresión, las alergias, el retraso mental y hasta la locura.

> Hay una posibilidad de cambiar su vida y es la práctica del Yoga; pero todo el Yoga: las Ásanas, la respiración, el relajamiento físico y mental, la meditación y la concentración.

LA ANSIEDAD

Dice un refrán sánscrito: "La ansiedad es la fiebre de la vida". Esas palabras explican claramente la situación actual de la humanidad. Es muy cierto que nuestra vida es febril, pero podemos hacer algo para contrarrestar ese mal, antes de que sea demasiado tarde. En lugar de adoptar una actitud orgullosa y hacer de cuenta que el problema no existe, ¿no es mejor buscar la ayuda de aquellos que durante siglos han sabido combatir ese mal y que a la vez han ayudado a tantos hombres y mujeres a lograrlo?

Desde tiempos inmemoriales, los yoguis y ascetas de la India han practicado la relajación del cuerpo y de la mente. Para ellos, es imposible alcanzar la meta de la iluminación suprema con el cuerpo rígido y la mente confusa. Por eso han aprendido a disciplinar el cuerpo y adiestrar la mente para estar al servicio de lo Absoluto.

—Un día llegué a la Fundación minutos antes de que comenzara una clase y el edificio seguía cerrado. Me di cuenta de que la secretaria no había llegado y yo me había olvidado las llaves en casa. Una mujer estaba esperando en la vereda para entrar y cuando se dio cuenta de la situación, me preguntó con asombro:

—¿Cómo es posible que se haya olvidado la llave? —Y empezó inmediatamente a manifestar su disgusto, generando una gran cantidad de energía negativa que yo comencé a sentir dentro de mí.

Y entonces, mirándola a los ojos, le dije:

—Señora, ¿qué es lo peor que puede pasar? ¿Que empiece cinco minutos tarde la clase? Mirando objetivamente, ¿cree usted que este "problema" merezca semejante preocupación?

Y le expliqué que a través del Yoga uno desarrolla una profunda calma que ayuda a sobrellevar las pequeñas y grandes contrariedades de la vida.

Esa mañana, me tomé un taxi tranquilamente, volví a casa a buscar la llave, y con la misma actitud relajada regresé a la Fundación.

Uno tiene que empezar a manejar los estados emocionales y no dejar que las personas que están a nuestro alrededor nos contagien con su ansiedad. En la medida en que uno caiga en un estado de nervios, la mente se debilita y la salud se deteriora. Mataji siempre nos lo recuerda: "Usted hace las cosas lo mejor que puede, y por lo demás, que se haga Su voluntad."

Y el *Bhagavad-Gita*, uno de los libros sagrados de la India, nos dice: "Asimismo, si piensas que este Alma nace o muere constantemente, entonces, oh Devoto mío, no tengas piedad de él" (II, 26).

"Pues la muerte es cierta para lo que es nacido y el nacimiento es cierto para lo que está muerto. Te ruego no quieras afligirte por lo que es inevitable" (II, 27).

Los estados de tensión nos pueden jugar innumerables malas pasadas; desde la pérdida de objetos y el olvido de citas, hasta un estado de permanente bullicio mental y el menoscabo de la salud y el vigor. Sobrevienen entonces la neurastenia, los trastornos cardíacos, las jaquecas y los desarreglos intestinales y glandulares. A menudo las enfermedades del cuerpo y de la mente se deben a la intranquilidad del pensamiento, por lo que hace falta tratarlas desde el estado mental del individuo.

Los hombres y las mujeres de la gran ciudad viven sometidos a presiones cada vez peores y no cuentan con los medios para contrarrestar tales embates. Por ello, envejecen prematuramente, tienen trastornos nerviosos, o simplemente están cansados y ya no se sienten motivados para vivir. Sus rostros están tensos, de mal humor, y sus movimientos son bruscos y rápidos. Su nerviosismo se advierte en la manera de manejar, que es agresiva y violenta.

EL ESTRÉS

La principal causa de envejecimiento prematuro es el estrés, que ocasiona grandes estragos en nuestro cuerpo y nuestra mente. Según la medicina psicosomática hay un centenar de dolencias que pueden ser atribuidas a un estado de depresión o ansiedad. Ellas incluyen el asma, los cálculos biliares, las dolencias cardíacas, la gripe, entre otras. Por eso es fundamental alcanzar un estado de paz mental; no sólo nos mantiene físicamente saludables sino también hermosos. La relajación permite que el cuerpo esté en equilibrio, lo que se trasluce en la mirada, la piel y la armonía de todo el cuerpo. Una persona que está tensa, y es violenta e impulsiva, por más hermosa que sea, no dejará que los otros perciban sus verdaderos encantos. Mientras que otra que no tiene facciones tan perfectas, si tiene una mente clara y un espíritu tranquilo será muy llamativa para los demás. Ser hermosa de verdad supone ser hermosa por dentro y por fuera.

"Muchas veces le pregunto a la gente, por qué está deprimida, y no saben qué responderme. No han tenido ninguna desgracia, no hay un gran motivo para que se sientan tan desanimados. ¿Saben cuál es la causa de su depresión? La falta de oxígeno o *Prana,* que es la fuerza vital, en el cerebro. Nosotros fabricamos Prana en nuestro cuerpo, pero como no respiramos bien, nuestros órganos reciben una insuficiente cantidad de esta energía, y por eso vienen las depresiones. Para esto es muy útil la Parada de cabeza o la Media parada de cabeza."

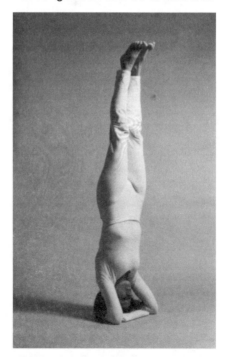

INDRA DEVI

Parada de cabeza (Shirshasana)

23

"Cuando le pregunto a la gente cuál es la causa de su estrés, no saben... El estrés nace de las preocupaciones, de no saber cómo manejar las circunstancias en las que uno se encuentra. ¿En qué puede ayudar a una persona que sufre estrés el hacer Yoga? El Yoga puede, poco a poco, no en una semana, sino en varios meses, ayudar a tomar las cosas con tranquilidad y a vivir sin preocupaciones... Y es tan fácil vivir sin preocupaciones, tan simple la solución..."

Uno puede seguir la actitud de la *piedra* o del *agua*. Muchas veces nos encontramos ante una persona que tiene una actitud de *piedra*, es decir inamovible, y reflejamos esa misma disposición, adoptamos la rigidez de una piedra. ¿Y qué pasa cuando dos piedras se encuentran? Se sacan chispas, se rompen y se deshacen.

En lugar de ello, deberíamos adoptar la actitud del *agua*. El agua es flexible y se amolda a la vasija en la que se encuentra, la que se desgasta con tiempo, paciencia y perseverancia.

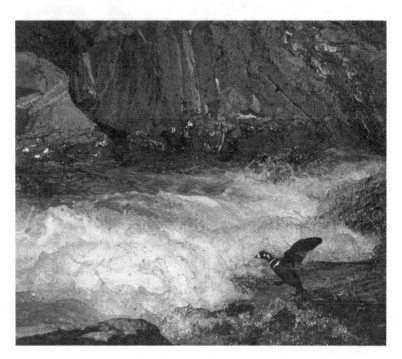

Si se encuentra en ambientes muy fríos, se solidifica pero no pierde su esencia; apenas encuentra el calor, vuelve a ser agua. Si se encuentra en temperaturas muy calurosas, se evapora, para volver a transformarse en agua cuando encuentra el frío. En cambio la roca, una vez que se rompe, se desintegra. Nosotros tomamos muchas veces la actitud de la roca y somos duros e inflexibles, pagando un precio muy caro por ello. El agua, en cambio, se va renovando de acuerdo a los obstáculos que se presentan en su camino hacia el mar.

LA TENSIÓN

La mayoría de la gente que comienza a practicar el Yoga lo hace porque sufre de tensión muscular y quiere aprender a relajarse. Toda tensión es una forma de reacción externa a actitudes internas que se manifiestan a través del sistema nervioso central. Existen varias clases de tensiones: físicas, mentales y neuromusculares. La tensión física es causada, por lo general, por la contracción sostenida de los músculos debido al trabajo o a los deportes. Si esta tensión persiste, se vuelve tensión neuromuscular. A su vez, cuando el cuerpo está físicamente tensionado, también la mente se ve afectada, y viceversa: la tensión mental puede asimismo originarse en el pensamiento y repercutir en el cuerpo, que se vuelve rígido.

Lo terrible de todo tipo de tensiones es que terminan formando entre ellas un círculo vicioso: la tensión mental es el resultado de la tensión física, en tanto que la tensión corporal es a su vez consecuencia de preocupaciones o apremios emocionales. En cuanto se cierra este círculo, resulta muy difícil de quebrar. Así, por ejemplo, cuando la tiroides está excesivamente activa o agotada por la vida demasiado intensa que lleva el individuo, produce a su vez un estado físico que origina desarreglos emocionales. Estas alteraciones acentúan aun más la tensión muscular. Y cuando sucede esto, se producen bloqueos a nivel energético: la circulación sanguínea y el Prana no funcionan como deberían y se producen dolores de estóma-

25

go, falta de aire, dolor de cabeza y malestares generales. La gente se dedica a probar infinidad de técnicas y recetas para conseguir relajarse, pero no consigue liberarse de la terrible tensión que sufre. Y la verdad es que no hay píldora ni aparato que pueda ser eficaz durante mucho tiempo, cuando el problema consiste en liberar la mente de preocupaciones y el organismo de tensión. El Yoga y las técnicas de relajación buscan descubrir los focos de tensión que hay en nuestro cuerpo y diluirlos, pues a través de las posturas no sólo logran agilidad y fortaleza muscular sino descanso mental.

Todos los días habría que dedicarle aunque sea diez minutos a la relajación para distender la musculatura que se ha ido endureciendo ante cada una de las circunstancias a las que estamos expuestos. Actualmente, hasta los niños se tensionan, y sobre todo como consecuencia de estar rodeados por adultos tensionados.

> Por eso os digo: No os inquietéis por vuestra vida, por lo que habéis de comer o de beber, ni por vuestro cuerpo, por lo que habéis de vestir. ¿No es la vida más que el alimento, y el cuerpo más que el vestido? Mirad cómo las aves del cielo no siembran, ni siegan, ni encierran en graneros, y vuestro Padre celestial las alimenta. ¿No valéis vosotros más que ellas? ¿Quién de vosotros con sus preocupaciones puede añadir a su estatura un solo codo? Y del vestido, ¿por qué preocuparos? Aprended de los lirios del campo, cómo crecen; no se fatigan ni hilan. Pues yo os digo que ni Salomón en toda su gloria se vistió como uno de ellos. Pues si a la hierba del campo, que hoy es y mañana es arrojada al fuego, Dios así la viste, ¿no hará mucho más con vosotros, hombres de poca fe? No os preocupéis, pues, diciendo: ¿Qué comeremos, qué beberemos o qué vestiremos? ...Buscad, pues, primero el reino y su justicia, y todo eso se os dará por añadidura. No os inquietéis, pues, por el mañana; porque el día de mañana ya tendrá sus propias inquietudes; a cada día bástele su afán. (Mateo 6, 25-34)

"Siempre les digo a todos que, en la medida de lo posible, se compren una hamaca paraguaya o del tipo jaula de mimbre, y la instalen en su casa. Una señora que siguió mi sugerencia, me comentó una vez: 'Desde que tenemos la hamaca todo cambió en casa, pues ahora al llegar de la calle, nos quitamos los zapatos, cambiamos la ropa, y nos tiramos un rato en la hamaca, disfrutando de su ritmo suave y relajante; en mi hogar se vive una armonía y una paz diferentes'. Todos pueden experimentar los beneficios de este ingenioso modo de tranquilizarse y comprobar sus resultados positivos".

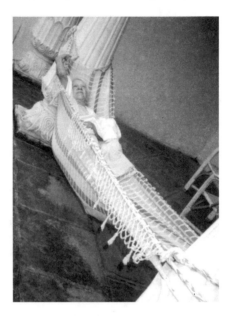

INDRA DEVI

EL RELAJAMIENTO

Con frecuencia sucede que cuanto más se quiere relajar una persona, más se tensiona, como el que quiere dormirse a toda costa y no lo consigue justamente por estar tan empeñado en lograrlo. La relajación no es simplemente ausencia de tensión sino la búsqueda activa de un estado de armonía y de paz que, por lo tanto, implica un esfuerzo.

Existen tres tipos de relajación. En primer lugar, existe la

relajación del cuerpo en la que se descansan todos los músculos; luego la relajación de la mente, durante la cual se libera a
ésta de toda preocupación; y por último, la relajación neuromuscular, es decir, la relajación de la mente y del cuerpo combinados. En la práctica del Yoga se busca ir más allá, a un relajamiento que abarque, además del cuerpo y la mente, el espíritu.

Es importante saber que existen técnicas para la relajación
en las que nada queda librado al azar: toda persona debería
conocerlas, ya que la felicidad y el bienestar dependen de que
esté libre de tensiones. No son ejercicios complicados ni llevan
mucho tiempo, pero su práctica constante le enseñará a vivir
más tranquilo y a no entorpecer su vida con pensamientos negativos. Finalmente, cuando uno está relajado, no hay desgaste
de la energía vital o Prana.

Una de estas técnicas es la Postura del loto, que ejerce una
influencia calmante en la mente, y que se adopta siempre para
practicar la concentración y la meditación. Otras posturas se
han inspirado en los movimientos de los animales, como los
tigres y las panteras. Obser-
ve a un gato e imite sus movimientos, vea cuán inerte
queda su cuerpo luego de
que se estira y bosteza, que,
dicho sea de paso, es el mejor ejercicio de relajación.
También hay deportes que
consiguen relajar al sujeto,
como la natación, la gimnasia acrobática o el atletismo.

LA RELAJACIÓN DEL CUERPO

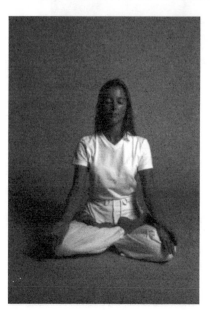
Postura del loto

Para lograr la relaja-
ción, sólo necesita unos minutos. Puede usted hacerlo
a continuación, leyendo las

—Mataji, acá en el campo, ¿qué es lo que más le gusta hacer?

—¿En el campo? Relajarme... Mirar las nubes, el cielo azul, estirada bajo los árboles, contemplando con tranquilidad, poniendo todo a un lado, inhalando todo lo que hay a mi alrededor, el cielo diáfano, los rayos del sol, el pasto verde, los árboles, y llenarme de todo esto... el resto no tiene importancia.

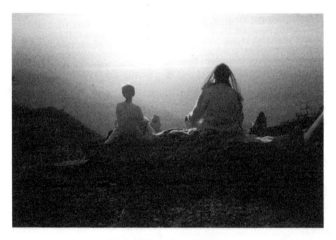

Meditando en la naturaleza

indicaciones que siguen o haciendo que otro se las lea para que usted pueda seguirlas. Es preciso tenderse sobre el suelo duro luego de quitarse el saco, los zapatos y soltarse el cinturón y la corbata. Si usa anteojos, sáqueselos también. Estire sus brazos por encima de su cabeza y las piernas, intentando que el cuerpo quede lo más rígido posible. Luego lleve las manos hacia adelante a los dos lados de su cuerpo y aflójese todo entero. Cierre los ojos y concéntrese primero en la punta de sus pies, imaginando que sus muslos y sus piernas están siendo poco a poco sumergidos en agua tibia y relajante, y se están aflojando más y más. Después, relaje su columna vertebral, su espalda y sus hombros; luego los brazos, las manos y los dedos. Deje caer

29

el mentón para que todos los músculos de su cara también se distiendan. Y ahora, imagínese que su cuerpo se está haciendo cada vez más pesado, tan pesado que aplasta el suelo y se hunde, sin poder usted sentir ya su peso. Entonces imagínese que está tan inerte y flojo como una muñeca de trapo.

A continuación, respire rítmicamente como si fuese a dormirse. No piense en nada: la mente debe estar vacía de preocupaciones, planes y proyectos, como si desapareciera en el agujero de la nada. Siéntase sin tensión, flojo y cómodo, y permanezca así durante varios minutos.

Ahora imagínese una nube que entra en el enorme espacio celestial, ligera y diáfana. Después de unos momentos, descártela. Luego intente vaciar su mente de todo tipo de pensamientos, sean éstos buenos o malos, pero si hubiera alguno que entra, no luche contra él. Véalo pasar y alejarse, desapareciendo en la corriente del supremo olvido. Si quiere estar aun más distendido, con los ojos cerrados, levante el globo ocular hacia arriba primero, y luego hacia abajo. Entonces estará usted relajado, laxo y calmo, como una nube que flota etérea y vaporosa por donde la lleve el viento.

Antes de levantarse, estírese una vez más y bostece. Incline su cuerpo hacia la derecha y arquee la espalda. Haga lo mismo con el lado izquierdo y vuelva a estirarse. Permanezca quieto por unos minutos más y luego levántese, pero muy lentamente: primero siéntese y luego, estirándose, póngase de pie. Nunca se levante de un salto.

Para relajarse también puede acudir a un baño, método de relajamiento utilizado durante miles de años por griegos, indios, romanos y turcos, que contaban con los famosos baños en los cuales se entregaban al placer del relajamiento. Los masajes con aceites puros extraídos de diversas flores y plantas tienen un efecto regulador sobre nuestras glándulas endocrinas. También las fragancias de flores frescas producen un efecto calmante y vigorizante. El perfume de las rosas rojas, por ejemplo, da fuerza y vigor físico; las rosas amarillas proporcionan serenidad y paz interior, y los claveles blancos aumentan la fuerza física y mental. El valor terapéutico de las flores es seguramente el origen de la costumbre de enviarlas a los amigos enfermos. Y ya que estamos en este tema, si usted desea aspirar la fragancia de una flor para lograr sus beneficios terapéuticos, deberá hacerlo oliéndola varias veces con inhalaciones cortas, y exhalaciones por la boca abierta.

LA RELAJACIÓN DE LA MENTE

La tranquilidad de la mente se alcanza librándola de preocupaciones. En Occidente, la gente busca relajarse mentalmente por medio de distracciones y diversiones; puede ser una película, un libro, la televisión, una actividad artística, un hobby o un deporte. También prender un cigarrillo, tomarse un trago o un refresco gaseoso, mascar chicle son otros recursos a los cuales se acude para terminar con la tensión mental. Y aunque estos procedimientos proporcionen alivio a corto plazo, no ofrecen un relajamiento a nivel profundo y permanente.

Para lograr una verdadera relajación mental hay que realizar, como paso previo, las posturas del Yoga recomendables, tales como la Parada de cabeza (Shirshasana), siempre que ya la haya experimentado sin dificultad, vaciando la mente de todo aquello que la ocupa y fijándola solamente en lo que el cuerpo está haciendo.

Otro método efectivo para la relajación mental es tomar papel y lápiz y revisar todo el día, desde el momento en que se acostó la noche anterior, recordando cada ocasión que pudiera haberle producido un estado de tensión o ansiedad y anotándolo. Luego indique si hizo o no algo para disminuir la tensión, y si lo logró cuál fue el resultado que obtuvo. Cuando haya terminado de anotar todas las causas que puedan haber provocado la tensión, léalas atentamente y señale con una marquita aquellas que hubiese podido evitar. Continúe utilizando este sistema durante una semana, siendo totalmente franco con los motivos de tensión que encuentra, pues la verdad lo ayudará a eliminarlos más rápido. De esta manera se hará más y más consciente de cómo deberá proceder en su vida de aquí en más.

31

Recomendaciones generales

CONCIENCIA DEL CUERPO

Hay una desconexión tan grande entre la mente y el cuerpo, que muchas veces el problema para los que empiezan a hacer Yoga no es la falta de flexibilidad sino la ignorancia y falta de conciencia total sobre el propio cuerpo. Cuando uno lo descubre, la vida recién empieza. Uno tiene que aprender a hablarle y a escucharlo. El cuerpo no está todos los días igual: un día durmió bien, otro día mal; un día comió bien, otro día comió mal; un día asimiló bien la comida, otro día todo le cayó mal; otro tuvo muchas tensiones, y aun otro lo vivió completamente relajado. De acuerdo con lo que nos diga, así será el trabajo que haremos con él ese día.

Cuando comience a practicar las posturas del Yoga, experimentará una flexibilización muy paulatina pero notable, al sentir que sus músculos se estiran y que su cuerpo va reaccionando cada vez más y está mejor controlado, hasta el punto de que lo que parecía imposible el lunes se ha convertido en la cosa más fácil el sábado. Mataji siempre aconseja que la persona venga a su clase dos veces por semana y que el resto de los días practique en su casa, aunque sea dos o tres posturas, no más, aquellas que la persona necesite específicamente por algún problema de salud, o en el caso de no tener ningún problema, aquellas que más le gusten. Normalmente sucede que las posturas que más nos cuesta hacer son las que más necesitamos por alguna dificultad que debemos corregir. Pero a través de la práctica constante desarrollamos la habilidad de hacer las posturas cada vez mejor; la perseverancia y la constancia son fundamentales en Yoga.

He aquí algunas recomendaciones para sacar el máximo beneficio del Yoga:
1. El mejor momento para hacer Yoga, naturalmente, es por la mañana, antes de desayunar. Pero no importa demasia-

do la hora del día en que se practiquen los ejercicios, con tal de que se hagan con el estómago vacío, ya que se estarán desarrollando determinadas posturas de fuerza sobre el vientre o posturas invertidas, y si el estómago está lleno, se sentirá incómodo. Dejen pasar, entonces, tres o cuatro horas después de una comida fuerte, una o una y media a dos horas después de una refacción ligera, y media hora poco más o menos después de haber bebido un vaso de jugo. No se recomienda practicar los ejercicios inmediatamente antes de comer. Pero la hora del día depende de las personas y de su temperamento y hábitos de vida. La vida actual es muy acelerada, y muchas veces el cuerpo a la mañana se siente muy tenso y muy duro, y lo que se recomienda es hacer unas mecedoras, un movimiento que afloja un poco la columna. Y normalmente se siente que a la tarde o a la nochecita, el cuerpo está mucho más ligero y suelto.

2. Lo más importante es que se practiquen las posturas regularmente y sin interrupciones ni pausas. Si por algún motivo no tiene tiempo para realizar todas las posturas, haga sólo unas cuantas, y hasta se le puede permitir que haga un solo ejercicio cuando tiene una prisa excepcional... pero nunca las omita completamente. Cuando comienza a saltearse algún día, lo más probable es que se acostumbre al sedentarismo y a la falta de movimiento, hasta terminar dejando por completo las prácticas.

3. Practique los ejercicios en una habitación bien ventilada o al aire libre.

4. Las posturas del Yoga siempre van acompañadas de la respiración completa, que se hace por la nariz.

5. Los primeros días no debe prolongar la práctica más de quince a veinte minutos.

6. Descanse con frecuencia mientras las ejecuta.

7. Antes del mes, el tiempo dedicado a realizar las posturas no debe exceder la hora.

8. No use ropa ajustada cuando las practica.

9. No se preocupe si los ejercicios le hacen experimentar du-

rante los primeros días una sensación de cansancio: estamos estirando músculos que estaban completamente olvidados. Esto desaparecerá con la práctica y a medida que el cuerpo vaya liberándose de su excesiva toxicidad.

10. No debe luchar contra la fatiga. Descanse. Generalmente después de una sesión de Yoga, uno duerme mejor esa noche, y al día siguiente se siente como nuevo.

11. Después de haber pasado una larga enfermedad, no debe reanudar los ejercicios sino paulatinamente. Durante los primeros días, practique sólo la respiración, el relajamiento y los ejercicios para el cuello y los ojos.

12. Estas mismas recomendaciones se aplican a la mujer que está pasando por su ciclo menstrual, una etapa en la que se pierde mucha sangre y hay un debilitamiento general del cuerpo. En estas circunstancias, la energía del cuerpo está concentrada en ciertos procesos, y hay que darle lugar al cuerpo para restablecer el equilibrio. No quiere decir que no haya que hacer actividad, sino suprimir las posturas de fuerza y las invertidas.

13. Las mujeres que ya hayan pasado su tercer mes de embarazo deben abstenerse de las posturas más enérgicas, que requieren más fuerza. Por el contrario, hay muchas posturas que son beneficiosas tanto para el bebé como para la embarazada.

14. Limpie diariamente los dientes y la lengua. Lávese la boca después de cada comida. Los yoguis tienen un cuidado especial con el aseo del cuerpo. No sólo cuidan la parte mental y espiritual, sino también limpian el cuerpo. Con respecto a los dientes, al ser vegetarianos, muchos de los yoguis tienen que cuidar los desechos vegetales que quedan en los espacios interdentales. La lengua también merece un cuidado especial. Se recomienda lavarla temprano por la mañana con una cuchara para sacar el sarro que se depositó allí durante la noche. De otra manera, las toxinas ingresarán al organismo con la ingesta habitual. Luego de raspar la lengua, hay que enjuagar la boca cuidadosamente.

15. La limpieza interna es muy importante para conservar un buen estado de salud. Es importante tener cuidado con el tipo de alimento que ingresa en el cuerpo. Debe aportar salud, y si no contribuye al bienestar físico, es mejor abstenerse de comerlo. Muchas veces comemos atraídos por la comida, sin tener en cuenta sus propiedades.

16. Beba agua en abundancia, para eliminar los venenos que se van acumulando, pero siempre entre comidas. Mataji habla de tomar agua entre una o dos horas antes de la refacción, o una o dos horas después, porque si tomamos agua en medio de las comidas, se diluyen los jugos gástricos y se perjudica la digestión. Si necesita tomar agua con los alimentos, siga los lineamientos de los ayurvedas, que proponen tomarla tibia y en sorbos muy pequeños. La teoría de éstos es que hay que mantener las tres cuartas partes del estómago con comida, y un cuarto con líquido para facilitar el proceso digestivo. Jamás tome el agua helada porque contrae la musculatura del tracto digestivo, mientras que lo caliente la dilata, facilitando la digestión. Además, no se recomienda tomar agua de la canilla, sino aguas minerales o purificadas por medio de purificadores caseros, porque las aguas del servicio público tienen muchos productos químicos agregados y no son buenas para el cuerpo.

17. De vez en cuando hágase un enema, aunque no esté estreñido, para conseguir una limpieza de colon natural. Nuestro aparato digestivo y nuestros órganos de eliminación van acumulando un montón de toxinas por sucesivas digestiones mal hechas que no eliminan la totalidad de los desechos, acarreando enfermedades. Uno de los enemas más eficaces es el de miel o el de café.

18. Prepare de la siguiente manera el enema de miel: disuelva tres cucharadas grandes de miel en un litro de agua a temperatura ambiente. Retenga el enema de diez a quince minutos.

19. El enema de café se prepara de la siguiente manera: eche tres cucharadas grandes de café molido en un litro de agua

hirviendo. No emplee café instantáneo. Déjelo hervir tres minutos y después debe quedar en ebullición lenta otros doce. Cuélelo. Déjelo enfriar a temperatura ambiente, luego póngaselo y reténgalo de diez a quince minutos. Aunque le parezca extraño, el café no produce irritación alguna cuando se introduce por el colon, sino más bien estimula el plexo solar y las secreciones hepáticas, afectando a las glándulas adrenales y a la vesícula biliar. Además activa las membranas mucosas del colon y ayuda así a eliminar las toxinas acumuladas. El enema de café contribuye a detener un catarro incipiente o a aliviar una jaqueca de carácter tóxico. Es preferible no ponerse el enema de café en las últimas horas del día, para no perturbar el sueño.

20. No duerma con luz en su habitación.

21. La habitación debe estar bien ventilada, con las ventanas abiertas siempre que sea posible, o una pequeña hendija. Mataji recomienda dormir con ropa liviana y de algodón y no sintética, para que el cuerpo respire bien. También las sábanas deben ser de algodón para permitir la oxigenación adecuada del cuerpo.

22. En el dormitorio no debe haber plantas ni flores porque exhalan anhídrido carbónico por la noche, aunque de día exhalen oxígeno.

23. Trate de acostarse temprano: la mayoría de la gente descansa mejor en las horas antes de la medianoche.

24. Por último, antes de comenzar a practicar Yoga, haga un chequeo del estado de su corazón, pulmones y presión sanguínea. También considere cualquier enfermedad y el estado de su columna a la hora de practicar las Ásanas.

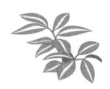

2. El desarrollo de la confianza

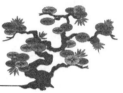

La práctica del Yoga nos ayuda a desarrollar no sólo la salud del cuerpo y de la mente, sino la confianza en nosotros mismos y la convicción de que somos depositarios de la luz. Al tomar conciencia de la respiración y del funcionamiento de nuestro cuerpo, nos terminamos dando cuenta de los aspectos más sutiles de nuestra naturaleza, y al percibir cómo suceden los cambios, podemos comenzar a influir sobre la manera en que se producen. Uno empieza a tomar las riendas de su propia vida, a dirigir hacia dónde quiere ir y a ser el artífice de su destino.

Me pasó una cosa curiosa una vez. Vino un joven a las clases de Yoga y se presentó de la siguiente manera:

—Hola, soy Juan y soy asmático.

Y le dije:

—O sos Juan o sos asmático. Vos sos Juan, y *circunstancialmente* tenés algunos problemas de asma. Pero no sos el asmático, el leproso, el sidoso o el enfermo.

Sin darnos cuenta nos vamos poniendo un rótulo y lo llevamos en nuestra mochila durante toda la vida. Y no sirve la excusa de que uno hereda actitudes, porque las herencias hay que aceptarlas bajo "beneficio de inventario", según dicen los abogados. Todo heredero tiene el derecho de aceptar o no una herencia, siempre que el activo sea mayor que el pasivo. Si nosotros hacemos un inventario consciente de nuestros bienes materiales, ¿por qué no hacer uno también de nuestros bienes espirituales, con las enseñanzas que heredamos de nuestros padres? Tenemos que usar la inteligencia para no repetir errores que cometieron ellos. Si cuando crecíamos, nos fuimos dando cuenta de sus faltas y estuvimos en desacuerdo en ese momento, no tiene sentido que repitamos las conductas que rechazamos. Hay que separar la paja del trigo; y para no repetir la actitud negativa, hay que pensar.

Mataji siempre dice: "La gente no piensa". Y yo agregaría: No piensa bien. La práctica del Yoga nos ayuda a desarrollar poco a poco el poder que tiene nuestra mente y que no sabemos usar.

El proceso por el cual el alumno se va haciendo consciente de sus puntos fuertes y débiles se parece mucho al psicoanálisis, pero el Yoga no es psicoanálisis. Sin embargo, el profesor de Yoga aprende a escuchar los problemas del alumno y puede dar una sugerencia, tratando de que el alumno encuentre por sí mismo la respuesta que está buscando. Mataji nos dice: "Tan sólo trata de dar los primeros pasos; yo te ayudaré con el resto." Nosotros sabemos que determinados trabajos, como la respiración, la postura, la meditación, sirven para mejorar el bienestar del cuerpo y equilibrar la mente. Y con ese mejoramiento corporal y mental, automáticamente se establecen las condiciones para que la persona pueda tomar sus propias decisiones; porque siempre es la persona quien tiene que hacerse cargo de sí misma.

Cuando hablamos del aspecto espiritual del Yoga no nos referimos al Yoga como una religión: el Yoga es una filosofía de vida que ayuda a ser positivos, primero con nosotros mismos y luego con los demás. ¿Y qué quiere decir ser positivo con uno mismo? Cuando muchas veces, por ejemplo, proponemos hacer algunas posturas un poco complicadas, lo primero que dice el alumno es: "Ah, esto es muy difícil; no lo puedo hacer", se pone una barrera a su desarrollo. Entonces lo que le enseñamos es que hoy trate de hacerlo lo mejor que pueda. A través de su esfuerzo y su perseverancia, el trabajo saldrá. Así como en el caso de nuestras enfermedades, que primero nacen en nuestra mente y después se materializan en nuestro cuerpo, también las cosas que son buenas hay que pensarlas primero para después experimentarlas físicamente.

Mataji dice: "Cuando me dicen 'no puedo', no lo acepto. Puede; es simplemente una falta de confianza en sí mismo. Cada ser humano tiene en su corazón la chispa divina, que es Dios. No sabemos esto; no nos damos cuenta del poder que tenemos: poder de pensamiento, poder de palabra. Y por eso, no lo usamos".

Una vez, al finalizar una clase de respiración les dije a los alumnos que se levantaran, pero una de las alumnas me contestó:

—David, ¿vos pretendés que esta bolsa de papas se levante así como vos te levantaste?

Entonces detuve la clase y le dije:

—¿Vos sabés lo que dijiste? ¿A vos te gustaría que en lugar de Marta te dijera: "Bolsa de papas, levantate"?

—No —me dijo.

—Sin embargo, vos decís eso de vos misma. Además —agregué—, vos tendrías suerte si te lo dijera yo, porque yo estoy con vos circunstancialmente, y si no querés no tenés que venir a esta clase. Pero tu mente está con vos las 24 horas del día, los 365 días del año, y a lo largo de toda tu vida. Y si en tu mente sos una bolsa de papas, vas a ser una bolsa de papas para siempre. Por eso, cuidado con lo que pensás.

La postura

Y ya que estamos hablando de la confianza en uno mismo, quisiera hacer hincapié en la manera en que nos conducimos y presentamos a los demás a través de nuestro cuerpo, es decir, quisiera hablar de la postura.

Usted mismo se da cuenta cuando conoce a una persona del estado mental en que se encuentra por la buena o mala postura que lleva. La postura refleja la condición física y mental del individuo. El hombre enfermo, el que está deprimido, el que no tiene confianza en sí mismo, se refleja en la postura. Un torso erguido suele significar juventud, optimismo, valor, buena salud y buen humor. En cambio, por ejemplo, en un hombre que sale de un tribunal donde lo acaban de condenar a prisión perpetua, su columna vertebral estará seguramente doblada, revelando un ánimo triste y desesperanzado.

Para tener una buena postura hay que llevar la columna vertebral derecha; si la espalda está recta, la cabeza, los hombros y el abdomen se colocan automáticamente en su lugar.

Carlos vino a las clases de respiración hace unos años, y llegó con una muy mala postura, muy encorvado, mirando para abajo, y quería que le enseñáramos a respirar bien. Yo le pregunté por qué y me respondió que quería estar mejor, quería oxigenarse y sentirse más fuerte.

"Mirá, le dije, lo primero que tenemos que hacer es corregir tu postura. En la medida en que la cambies vas a sentir que estás mejor, te vas a sentir más fuerte y también más oxigenado."

Le expliqué que cuando uno se presenta con una postura encorvada, nadie cree en lo que uno le dice y da el aspecto de una persona vencida, que no tiene fuerzas ni ganas de vivir.

Y así fue que a través de determinadas posturas de Yoga y de algunos ejercicios de respiración Carlos cambió su postura. Y no sólo modificó su porte físico, sino que ese cambio comenzó a tener influencia en su personalidad. Él había sido una persona muy tímida, muy introvertida, poco seguro de sí mismo y comenzó a ser mucho más expresivo, mucho más abierto y comunicativo. Empezó a vencer su timidez y a decir y hacer lo que realmente quería. Si antes sentía temor de salir a buscar un trabajo o de invitar a una chica a salir, encontró un empleo —hoy está trabajando en un banco importante—, está de novio y es una persona totalmente distinta de la que entró por las puertas de la calle Echeverría.

Mataji siempre nos pregunta: "¿Qué visión tendrían de mí si yo viniera toda encorvada y vencida hacia adelante? ¿Me creerían si les dijera que estoy feliz y al mismo tiempo mi presencia es la de una persona cansada, triste y deprimida? Por más que yo les dijera que todo marcha de maravillas, no me creerían... Pero si cambio mi postura, admitirán cualquier cosa que diga. Todo mi discurso tendrá un aspecto jovial, alegre, distinto, pleno, será el de una mujer que tiene fuerza, vigor y alegría, por un simple cambio de postura".

Los chinos, por su parte, dicen que la edad de una persona está determinada por la flexibilidad y la salud de su columna. Uno puede ser muy joven fisiológicamente, pero si su columna no está en buenas condiciones, es un viejo. Y al revés.

"Mi consejo a los hombres y mujeres con respecto a sus hijos o a sus nietos es siempre el mismo. Darles todo el amor sin esperar nada a cambio. Tomemos como ejemplo un pájaro que usted pueda tener en una jaula, al que cuide y dé de comer; usted lo ama pero está apegado a él y el pájaro no es libre. También puede dar de comer a pájaros o palomas en la calle, y la actitud será diferente. No estará apegado a ellos, les dará comida y nada más. Pero ellos son libres, no son suyos, y serán felices."

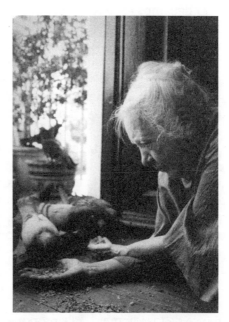

INDRA DEVI

Uno puede tener muchos años, pero si tiene su columna en buen estado, flexible y fuerte, su estado es el de una persona joven. Por eso insistimos en las clases de Yoga en trabajar la columna vertebral dándole movilidad, flexibilidad y tratando de mantenerla lo más sana posible.

La juventud

A propósito de la educación en la confianza, Mataji dice: "Los jóvenes no deben ser como limosneros, pidiendo, pidiendo y pidiendo..., dame esto, dame aquello. Deben tener confianza en sí mismos, en la chispa divina que tienen en sus corazones; proponerse una meta, trabajar, esforzarse hasta cumplir sus objetivos".

Los padres deben proveer a los jóvenes de todos los elementos que necesitan para desarrollarse y llegar a ser ellos mismos. No debemos esperar que cumplan expectativas o metas que nosotros tenemos para ellos, sino esperar que ellos busquen su propio camino. Y una vez que ya están capacitados para discernir, deben aprender a valerse por sí mismos. Muchas veces los jóvenes van pidiendo, "Dame esto", "Dame aquello". Pero si se les da en abundancia, son sólo ellos quienes se verán perjudicados, ya que crecerán pensando que todo es fácil en la vida.

A los hijos hay que darles responsabilidades de acuerdo a su edad y a su nivel de evolución. Tienen que cumplir con determinadas funciones en la casa y ser exigidos en aquello que pueden hacer. Así como tienen derechos, también deben tener obligaciones. Mataji habla de la "división *familiar* del trabajo": no toda la responsabilidad debe recaer sobre el padre o sobre la madre, sino que debe repartirse de acuerdo a la edad y madurez de los miembros de la familia.

Mataji también aconseja la instrucción de distintas lenguas. "Lo más valioso que les podemos dar a nuestros hijos es la enseñanza de los idiomas". Ella propone por lo menos tres lenguas, para facilitar el proceso de comunicación para el futuro.

Mataji pone su propio caso como ejemplo: ella aprendió de niña el ruso, el alemán y el francés. Nunca pensó que iba a usar los dos últimos, pero llegó la Revolución Rusa y tuvo que huir de Rusia a Alemania, donde el alemán que había aprendido le fue útil. Después trabajó como actriz en un teatro que hacía giras por toda Europa y ella era la intérprete del director, que solamente conocía el ruso. Cuando viajó a la India, aprendió el inglés, y después en México conoció el español. Eso le permite a ella comunicarse con mucha gente, hablando el lenguaje que hablan en cada lugar. ¿Y por qué aprenderlo de chico? Porque de chico las lenguas se aprenden con naturalidad, fluidez y sin esfuerzo. Ya de grande, el proceso de aprendizaje se hace mucho más arduo.

El diálogo: la mejor manera de entenderse

Como padres nos cuesta mucho poner límites, pero los hijos los necesitan, aunque también hay que conversar con ellos y aprender a manejar sus códigos.

Cuando Paula tenía tres años, comenzó a pasarse de su cama a la nuestra todas las noches. Una noche me harté y le dije a Iana: "Esto terminó, tengo que ponerle límites". Iana estaba en desacuerdo, pero yo la llevé a Paula a su dormitorio y le expliqué que tenía que dormir en su cama, que mamá y papá dormían en otra cama. Pero ella empezó a llorar y llorar, hasta que yo no aguanté más y volví a explicarle las nuevas condiciones. Como seguía llorando, yo exploté y comencé a darle un chirlo en la cola. Iana me decía que era un salvaje, un desamorado. A mí me dolían las manos, pero seguía pegándole. En una de ésas, Paula me miró y me dijo, entre lágrimas:

—Papá, en lugar de pegarme, ¿por qué no me hablás?

Fue la peor bofetada que recibí jamás, y a partir de ese momento, nunca más le levanté la mano. Y cuando tuve una dificultad que me acercaba a la zona peligrosa, yo le recordaba y me recordaba ese momento, del que ella se acuerda siempre, y le decía:

—Paula, vos me enseñaste la lección una vez; yo no quiero volver a ser el que era antes. Pero, ¿sabés qué necesito? Que me escuches, por favor...

Esta forma de resolver conflictos me ha dado excelentes resultados. El diálogo es la mejor manera de entenderse.

Dejemos la puerta abierta

Los hombres queremos alcanzar la felicidad, pero la manera de alcanzarla varía de una persona a otra y hay que tratar de aceptar lo que el otro necesita. Querer la felicidad de nuestros hijos, por ejemplo, significa estimularlos para que puedan desarrollarse en lo que ellos creen que los hará felices; no en lo que nosotros creemos que les reportará mayor bienestar. Darles la oportunidad de que sean ellos mismos. Esto también se aprende a través de la práctica del Yoga, porque el maestro le da libertad al alumno para que encuentre y siga su propio camino. Su amor es tan grande que le permite seguir el rumbo que le conviene. No es el amor asfixiante que impone las condiciones. Nuestra mentora siempre nos deja la puerta abierta, hasta que uno llega a descubrir que no hay mejor prisionero que el que está preso con la puerta abierta, porque depende de él mismo si sale o no. Pero cuando se le cierra la puerta, nace el deseo de escapar. Y en ese instante uno descubre que no es uno solo el preso, sino que son dos los cautivos: el carcelero y su prisionero. Uno es presa del otro. Mataji nos ayuda a valorar el precio de la libertad. El buen maestro no es el que encarcela, sino el que ayuda al discípulo a encontrar su propio camino, y le da la libertad para hacerlo. Ella decía: "La libertad es lo más valioso que tiene un ser humano. A mí me pueden pedir cualquier cosa, pero no me quiten la libertad".

La libertad también significa renunciar a las cosas que nos atan. Cuando el maestro Krishnamurti vio que la institución que presidía, la Orden de la Estrella de Oriente, se había vuelto demasiado grande decidió disolverla; había comenzado a perder su libertad. "La verdad no se puede guardar en un escritorio", solía decir. Mataji siempre nos recuerda: "A medida que crecen las instituciones, se pierde la espiritualidad. Crezcan, pero no mucho". Ella misma nos dejó desarrollar la Fundación, pero sin comprometerse, porque no quería perder su libertad. Con la libertad, el ser humano puede crecer. Con la libertad, el ser humano puede caminar. Con la libertad, el ser humano da luz y amor al prójimo. Con la libertad, el ser humano puede ser creativo. Y con la libertad, el ser humano puede llegar a ser. Ni la familia, ni el trabajo, ni los compromisos con la gente deben quitar la libertad. Ni por amor hay que renunciar a la libertad, porque si el amor no permite ser lo que uno quiere, no es amor de verdad. Cuando Mataji se casó con su segundo esposo hizo un arreglo: él podía hacer lo que quisiera y ella podía hacer lo que quisiera, sin lastimar, faltar el respeto o engañar. Cada uno aceptaba al otro como era.

La total libertad del ser humano es ir al encuentro de uno mismo y ser fiel consigo mismo, con independencia de criterio, reflexionando, siendo flexible y maleable para lograr armonización y paz mental. Libertad es vivir sin ataduras. El Yoga es un camino hacia la libertad; su práctica constante nos lleva a liberarnos del miedo, la angustia y la soledad.

La vocación

Mataji en muchas oportunidades nos dijo: "Si uno promete algo a la edad de veinte años, ¿cómo puede saber si a los cuarenta sentirá el mismo deseo por esa vocación? Uno ya no puede hacer nada porque ya lo prometió... No es justo. La elección de vida tiene que ser voluntaria, no a la fuerza. Todo lo que es impuesto deja de ser espiritual.

"¿Y por qué no puede casarse un cura? Es un hombre como cualquier otro, y en muchos casos, empieza una vida de hipocresía, hablando de una cosa, y haciendo otra. En Rusia, un sacerdote no recibe su parroquia antes de estar casado. En Tailandia hay un monasterio budista adonde asisten los hombres como parte de su preparación para la vida; a las mujeres no les gusta casarse con hombres que todavía no estuvieron en el monasterio. Es como parte de su educación para la vida."

La aceptación

Por último, hablemos de la aceptación de uno mismo. Nuestro aspecto exterior, en el día de hoy, es tan sólo una apretada síntesis de todo lo que hemos vivido, comido, hablado, pensado, sentido, caminado a lo largo de todos estos años de nuestra vida. Y una de las cosas que más nos cuesta es aceptar esa realidad, porque al mirarnos en el espejo nos encontramos todos los defectos y nos cuesta admitir lo que somos. Aceptarnos a nosotros mismos no significa permanecer iguales, significa reconocer que hoy estoy así porque yo he querido llegar a este punto, consciente o inconscientemente, pero también significa que a partir de este momento puedo cambiar. Aceptarme no quiere decir bajar los brazos, porque no es un punto de llegada sino uno de partida.

Por otro lado, cuánto nos cuesta aceptar la propia belleza; y si a nosotros mismos nos resulta sumamente difícil y engorroso vernos bien, ¿por qué no pensamos cuánto esfuerzo tienen que hacer los demás para vernos bellos, buenos, tolerantes, agradables y gentiles? Y cuando alguien nos pondera y desconfiamos de lo que dice, tan sólo se trata de una simple falta de aceptación de nosotros mismos.

46

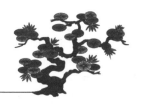

3. Las ramas del Yoga

El Yoga cree que todos somos diferentes, por lo tanto no hay una sola manera de llegar a la verdad. Las distintas ramas del Yoga corresponden a personas con diferentes temperamentos, pero la meta de todas ellas es la misma: la unión del cuerpo y la mente, y la unión con Dios; sólo los caminos son diferentes para alcanzarla.

Las principales ramas del Yoga son: el *Bhakti Yoga,* que es el Yoga de la devoción y la entrega total; del amor altruista, sin egoísmo alguno. *Gñana Yoga,* que es el Yoga del conocimiento, el que nos enseña acerca de la relación entre el hombre y el universo y todo lo que nos concierne. El *Karma Yoga,* que es el Yoga de la acción; la unión que se logra por medio de un generoso y desinteresado trabajo para la felicidad de los demás; el que practicaban la Madre Teresa de Calcuta, el doctor Albert Schweitzer y Mahatma Gandhi. El *Mantra Yoga,* que es el Yoga a través del sonido, que consiste en la repetición de los sonidos sagrados, el más sublime de los cuales es el OM, símbolo verdadero de Dios, sonido ideal,

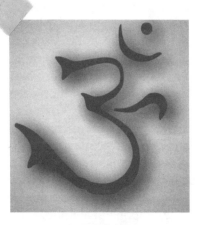

Símbolo del OM

que representa los poderes infinitos del sonido. El *Raja Yoga*, que es el Yoga de la meditación y de la conciencia. Su instrucción comienza por lo general con el *Hatha Yoga*, que es el Yoga del bienestar físico.

Todas tienen el mismo objetivo: unirse a lo supremo, llegar a un estado de conciencia superior para vincularse consigo mismo y luego con la energía superior. Cada forma del Yoga corresponde también a una situación particular por la que puede estar atravesando el practicante. En determinados momentos conviene más el Yoga de meditación; en otros se necesita trabajar la parte física. El ser humano va cambiando de manera permanente; de acuerdo a las situaciones que va viviendo, necesita que su cuerpo descargue y transmute la energía de distintas maneras; porque el cuerpo en Yoga deja de ser visto como soporte de sufrimientos interminables, para transformarse en un instrumento de emancipación. De todas maneras, no se recomienda realizar las formas más avanzadas de Yoga a aquellos que no vivan completamente dedicados a esta disciplina, o si lo hacen, debe ser con la guía personal de un maestro competente. De otra manera se correría el riesgo de sufrir consecuencias perjudiciales.

Por otro lado, los tipos de Yoga no son compartimentos estancos —yo hago Hatha Yoga, yo hago Yoga de la meditación, etcétera—. Uno puede hacer dos, tres, o cuatro tipos de Yoga al mismo tiempo. Porque "Yoga" significa unión. Y lo que buscamos es justamente la unión de los aspectos groseros con los aspectos sutiles, que en nuestro diario vivir y a causa de las circunstancias en las cuales nos vemos envueltos directa e indirectamente, se ve afectada produciendo la falta de armonía física, mental o espiritual.

Mataji en general enseña el Yoga de una forma muy simple, para que cualquier persona pueda practicarla en su vida cotidiana. Ella siempre nos dice que para llegar a las etapas más avanzadas del Yoga se debe estar recluido y llevar un tipo de vida ascético y riguroso, con la guía de un maestro que ya haya alcanzado los objetivos que le propone al alumno. En la India, en algunos casos, los alumnos de Yoga viven con su maestro durante los años de su instrucción y, a cambio de su adiestramiento, lo atienden y lo sirven. Pero hay muy pocas instituciones de este tipo. En otras oportunidades, los centros de Yoga cobran las clases.

El Hatha Yoga

El Hatha Yoga es el Yoga del bienestar físico. "Hatha" es la unión de *Ha,* que significa sol, y *tha,* que quiere decir luna. La traducción exacta de Hatha Yoga sería Yoga solar y lunar, ya que se refiere a las cualidades solares y lunares de la respiración y del Prana. El Hatha Yoga no consiste solamente en una mera cultura física en el sentido que atribuiríamos en Occidente a esta expresión, sino que su meta es el acceso a la Verdad, que para el Yoga es siempre la unión con la Realidad Última. El cuerpo no es considerado un obstáculo para la iluminación suprema, sino como el templo de lo divino, y hay que prepararlo para que pueda soportar las prácticas espirituales superiores. De esta manera, el Hatha Yoga es como una escalera hacia el Raja Yoga. Y si bien no constituye su objetivo principal, el Hatha Yoga promete a quien lo practica salud, juventud y longevidad.

Esta rama del Yoga desarrolla una serie de posturas físicas que, a través de la constancia del individuo, empieza por mejorar la postura del practicante, y con este mejoramiento viene una mayor confianza en sí mismo que es el resultado de una mejor presencia y un aspecto más fuerte frente a los demás.

El Hatha Yoga le da la posibilidad al practicante de ser consciente de lo que su cuerpo necesita para sentirse mejor y de esta manera puede tomar medidas preventivas para cuidarse de manera más eficiente. Por ejemplo, en lo que respecta a la alimentación, comienza a comer para vivir y no a vivir para comer, consciente de lo que tiene que ingresar en el cuerpo para que funcione como debe funcionar.

El cuidado del cuerpo tiene una gran importancia en el Yoga, puesto que es considerado el templo de la Luz y por lo tanto debe perfeccionarse lo más posible. En efecto, el cuerpo es un vehículo que utilizamos para transportarnos por la vida, y tenemos que tratar de proveerlo de todos los elementos necesarios como para que este vehículo no nos deje en el camino y nos permita realizar un largo viaje para que podamos lograr el desarrollo espiritual que estamos buscando.

Un maestro de Yoga decía: "Mi cuerpo es el templo y las posturas, mis oraciones". Cuando el cuerpo no funciona bien, la mente no puede dejar de pensar en aquello que lo aqueja y puede dedicarle poco tiempo al desarrollo espiritual. Pero cuando el cuerpo está bien, la mente puede dejar de pensar en el cuerpo para poner la mira en las cosas espirituales. Por otra parte, las prácticas avanzadas del Yoga exigen una gran resistencia corporal, la cual no se consigue sin una especial preparación.

El Hatha Yoga se subdivide en cuatro etapas: las Yamas (abstinencias), las Niyamas (observancias), las Ásanas (posturas correctas), y el Pranayama (dominio respiratorio o control del Prana).

El Raja Yoga, la forma más alta del Yoga, por ser el Yoga de la conciencia, se subdivide a su vez en el Prathyahara (abstracción de los sentidos), el Dharana (concentración perfecta), el Dhyana (meditación contemplativa) y el Samadhi (éxtasis).

La primera etapa del Hatha Yoga está constituida por las Ásanas o posturas. El alumno aprende la respiración completa, los ejercicios y reglas para relajarse, y las dietas alimenticias que más le conviene seguir. Todos estos pasos logran cambiar la vida del individuo de una manera fundamental. Con el tiempo, duerme mejor, tiene más alegría y alcanza mayor claridad mental. También su salud se ve beneficiada y desaparecen los resfríos, las fiebres, el estreñimiento, los dolores de cabeza, el estrés y otras dolencias. Como si fuera poco, el alumno se siente más joven y lleno de vida, independientemente de la edad que tenga.

Los Yamas y Niyamas

Los Yamas y Niyamas constituyen un código moral de la vida diaria y su contenido es similar al de los Diez Mandamientos, aun cuando son mucho más antiguos y fueron también incluidos en el Budismo. En la India, antes de que un aspirante al Yoga esté preparado para empezar su aprendizaje debe aceptar los Yamas y Niyamas.

Los cinco Yamas son: *Ahimsa* (no hacer daño a nadie), *Asteya* (no robar), *Sathya* (no mentir), *Aparigraha* (no codiciar) y *Brahmacharya* (continencia).

Los cinco Niyamas son: *Saucha* (pureza), *Santosha* (contentamiento), *Tapas* (austeridad), *Svadhyaya* (estudio del propio ser) e *Ishvara Pranidhana* (dedicación al Señor).

YAMAS

El primer Yama, *Ahimsa,* es algo más que un mandamiento negativo que ordena no matar, y significa el rechazo de la violencia y la adhesión al amor, amor que abarca toda la creación dado que todos somos hijos del mismo Dios.

Ahimsa quiere decir no hacer daño ni con hechos, ni con palabras, ni con pensamientos. El yogui considera que matar o destruir una cosa o un ser es un insulto proferido a su Creador.

La violencia es un estado del espíritu, que nada tiene que ver con la dieta. Hay tiranos sedientos de sangre que pueden ser vegetarianos. Porque uno puede usar el cuchillo para partir una fruta o para apuñalar a un enemigo; el mal no está en el instrumento sino en quien lo usa, y reside en la mente del hombre.

El hombre apela a la violencia para defender sus propios intereses: su cuerpo, sus propiedades o su honor, pero esto es porque solamente confía en sus propias fuerzas. Esta creencia es errónea ya que el ser humano debe confiar siempre en Dios —fuente de toda fortaleza— y no temerle al mal. Porque la violencia surge del temor, de la debilidad, de la ignorancia, y para frenarla es necesario liberarse de ese miedo y basar las convicciones en la realidad.

Si alguien nos hace un mal, hay que oponerse al mal hecho pero no al malhechor, estar a favor de la penitencia pero no del castigo. La esposa de un borracho, aun queriéndolo mucho, puede oponerse a su vicio. Pero la oposición sin amor lleva a la violencia, y amar al malhechor sin oponerse al mal es un desatino y lleva a la ruina. Dos grandes hombres nos han dado el ejemplo de cómo se debe cumplir este mandato: uno fue Mahatma Gandhi y el otro el doctor Albert Schweitzer. Estos hombres influyeron sobre el mundo civilizado haciendo del credo de "no hacer daño" y el respeto por todo lo viviente la piedra angular de sus vidas. La no-violencia se comienza aplicando a la propia persona, y en Yoga significa aprender a reconocer y respetar el tiempo propio.

Asteya, el segundo Yama, significa no robar; pero no solamente no robar objetos, sino no robar ideas ni el tiempo de otra persona. Robar significa tomar sin permiso lo que pertenece a otro y usar algo para un propósito distinto del prometido o por un tiempo mayor al establecido. Abarca la apropiación indebida, el uso y abuso de cosas materiales, y el exceso de confianza. El deseo de poseer y gozar de lo que otro posee conduce al hombre a cometer malas acciones; de esta pasión surgen la codicia y la inclinación a robar.

El yogui reduce sus necesidades al mínimo porque cree que al acumular cosas que no le son realmente necesarias, se comporta en cierta manera como un ladrón. Además, el lugar que conquistan la riqueza, la fama y el poder lo ocupa una sola cosa: la adoración a Dios. Así, la liberación de deseos le facilita al hombre la defensa contra las grandes tentaciones, que quitan serenidad y enturbian el entendimiento. Quien obedece el precepto "No robarás" se hace depositario de todos los tesoros.

Sathya, tercer Yama, significa no decir lo que no corresponde a la verdad, no mentir. Supone una perfecta veracidad en pensamientos, palabras y hechos, y un rechazo a la mentira en todas sus formas. Sathya es la regla más importante de conducta y de moralidad. Mahatma Gandhi dijo: "La verdad es Dios y Dios es la verdad". Así como el fuego quema las impurezas y refina el oro, también el fuego de la verdad purifica al yogui y quema todas sus escorias.

Mataji siempre dice que hay dos cosas que no le gustan: el frío y las mentiras. Con respecto al frío, a pesar de haber nacido en el norte de Rusia, cerca del mar Báltico, nunca le gustaron las bajas temperaturas y siempre prefirió los lugares cálidos. Y en cuanto a las mentiras, dice que para ser mentiroso hay que gozar de buena memoria porque uno tiene que acordarse de lo que le fue diciendo a cada persona para que no lo descubran. En cambio, cuando es veraz, no hace falta preocuparse por recordar lo que se le dijo a cada una, porque siempre se ha dicho la verdad. Mataji es muy práctica.

Si el entendimiento sólo piensa en la verdad, si la lengua sólo expresa palabras ciertas, entonces el ser humano está preparado para unirse con el infinito.

La verdad no se limita solamente a la palabra, ya que en la misma se encuentran cuatro pecados: injuria, tratos falsos, calumnia y ridiculización de lo que otros consideran sagrado. Así, quien ha conseguido el control de su lengua ha logrado en gran medida el dominio de sí mismo. Y el hombre que vive de acuerdo a la verdad obtiene el fruto de sus acciones aparentemente sin hacer nada. Porque Dios, que es fuente de toda verdad, atiende a sus necesidades.

Aparigraha, cuarto Yama, quiere decir estar contento con lo que se tiene y no codiciar los bienes ajenos. Significa no atesorar o acaparar posesiones, y constituye otra faceta, la de Asteya (no robar). Así como nadie debería adquirir cosas que no sean realmente necesarias, tampoco se deben acumular aquellas que no sean de necesidad inmediata. Si aparece una necesidad, se satisface en el momento oportuno. Porque el acaparamiento significa una falta de fe en Dios y en uno mismo.

Mediante la observancia de la Aparigraha, se le debería dar a la vida una forma tan simple que resultara difícil dejarse arrastrar por el sentimiento de pérdida o falta de algo.

La vida de una persona común está jalonada por una inacabable serie de trastornos y fracasos con las correspondientes reacciones, y si uno vive preocupado por atesorar mayor cantidad de bienes, es difícil mantener el espíritu en estado de equilibrio. El yogui ha desarrollado una capacidad de permanecer satisfecho suceda lo que suceda, y con ello alcanza la paz.

Brahmacharya, el quinto y último Yama, significa no gastar, frugalidad en todo, incluyendo la energía sexual. Según el diccionario, brahmacharya significa vida celibataria, estudio de la religión y la continencia. Los yoguis en la India creen que la pérdida de semen conduce a la muerte y su retención a la vida. Mediante la reserva de semen, el cuerpo del yogui desarrolla un olfato más fino y no le teme a la muerte. Pero el concepto de brahmacharya no es de negación o de austeridad forzada; la abstención se hace en pos de un bien mayor. Un brahmachari —el hombre que observa el brahmacharya— es el hombre absorto en el estudio de la ciencia sagrada de los Vedas y está dedicado a Brahma o Dios. Cuando un hombre se establece en el brahmacharya, desarrolla un caudal de vitalidad y de energía, un espíritu valeroso y una poderosa inteligencia, de tal modo que puede luchar contra cualquier clase de injusticia.

El Yoga no impone el celibato a sus seguidores. Pero para practicar el sexo, el primer requisito es tener el cuerpo completamente limpio por dentro y por fuera. El estreñimiento, por ejemplo, envenena al organismo. Y también se considera sucio el tener relaciones sexuales con una mujer mientras pasa por su período menstrual. Para practicar el sexo se debe tratar a este mismo con respeto y conocer todos los aspectos relacionados a

---

—Mataji, con respecto al precepto de brahmacharya, que impide el derroche de energía sexual, ¿qué quiere decir, exactamente? ¿Significa abstenerse?

—No, significa no derrochar... Como dijo Carlos Kaufman, "toda exageración es sospechosa". Este precepto está hecho para los yoguis de la India; nosotros no somos yoguis, sino gente que vive una vida normal en una ciudad grande y no podemos renunciar al mundo. Pero si en todas las acciones no participa la vida espiritual, éstas no valen nada...

él. Las instrucciones detalladas sobre el arte de amar constituyen parte esencial de la educación del niño. Mataji está contra la abstinencia sexual en general, y principalmente cuando la persona es joven. Una persona tiene que cumplir con todos los ciclos de su vida: la juventud, la madurez, la senectud. Recién cuando se alcanza la vejez puede uno renunciar y hacer una práctica tipo brahmacharya, una abstinencia de tipo sexual. Cuando la persona es joven, son tan grandes la represión y el esfuerzo que tiene que hacer, que Mataji en general no lo justifica. Nunca se justifica renunciar a la vida.

Cuando hemos ido a los ashrams en la India, nos han contado infinidad de casos en donde los practicantes habían hecho votos de castidad a los que luego debieron renunciar. Mataji es favorable a que la persona viva una vida sin mentiras, una vida auténtica.

Por otra parte, dice ella, hay muchas personas que tienen la idea equivocada de que el Yoga impone cierto ascetismo sexual a sus seguidores y, en consecuencia, no tiene nada que decir ni que enseñar en esa materia. Pero no es así; por el contrario, la ciencia del Yoga trata la cuestión del sexo más profundamente que ningún otro sistema, ciencia o religión; no sólo se ocupa de sus aspectos espirituales, mentales y emocionales, sino que estudia extensamente su aspecto físico. Para los hindúes, la expresión física del amor por medio del sexo es un rito sagrado y no sólo un acto fisiológico. Claro está que, si el sexo se degrada y se lo priva de sus más altos atributos, no puede, de manera alguna, proporcionar un sentimiento de felicidad sublime, lo mismo que el vino sacramental no puede proporcionar un sentimiento de éxtasis religioso si se recibe con la actitud profana de quien va a tomar una copa.

Cuando se practica el celibato entre los verdaderos discípulos del Yoga es para conservar las energías sexuales y convertirlas en otras de carácter más elevado, llamadas "ojas". El celibato sería completamente inútil si no tuviera este fin. El Yoga no fomenta la supresión del sexo, sino su sublimación.

Los yoguis han desarrollado muchos sistemas para mejorar las prácticas sexuales, pero no todos pueden ser practicados por principiantes en el Yoga. Un ejercicio que Mataji recomienda realizar cuando surge la ola de pasión y se siente el deseo de tener relaciones sexuales y se quiere controlarlo, es el siguiente:

Siéntese con la espalda derecha, totalmente relajado con el cuello y la cabeza flojos y practique el ejercicio de respiración rítmica completa cinco o seis veces. Luego, cierre los ojos y trate de visualizar una gran fuerza que se mueve dentro y fuera suyo. No piense en el sexo en este momento, sino concéntrese en dicha fuerza.

Después vuelva a respirar profunda y rítmicamente, imaginándose con cada inhalación que proyecta hacia arriba la energía sexual desde su centro, y con cada exhalación, que esa energía vuelve a su plexo solar, o si prefiere, a su cerebro, donde permanecerá. Realice este ejercicio durante varios minutos, sin interrumpir la respiración. Si se marea, deténgase. Esta práctica simple que combina la visualización y la respiración rítmica completa es muy eficaz. También puede complementarla con las posturas de Yoga, sin olvidarse de suprimir las bebidas y alimentos de tipo estimulante.

NIYAMAS

El primer Niyama es *Shaucha*: significa pureza de mente y de corazón. Y no solamente limpieza de cuerpo, como creía una señora que dijo: "Yo me baño todos los días". Eso está muy bien, pero estamos hablando de otra pureza, la pureza del espíritu.

Las Ásanas y Pranayamas limpian el cuerpo internamente; su práctica templa el cuerpo entero y expulsa las toxinas e impurezas. El Pranayama airea y limpia los pulmones, oxigena la sangre y purifica los nervios. Sin embargo, más importante que la limpieza del cuerpo es la purificación de la mente de los trastornos emocionales —el odio, la pasión, la ira, la lujuria, la codicia, el engaño y el orgullo— y de los pensamientos impuros.

Pero además de la pureza del cuerpo y del pensamiento, es necesaria la pureza del alimento, que debe ser simple, nutritivo, jugoso y satisfactorio. Evite los alimentos ácidos, amargos, salados, picantes, desabridos o rancios, pesados, sucios y demasiado calientes. Nuestro carácter se moldea de acuerdo al alimento que ingerimos.

Además de la limpieza en su preparación, debe tenerse en cuenta la higiene de los medios que se utilizaron para obtenerlos. Por otra parte, en la medida en que somos conscientes de que cada alimento nos dará fuerza para servir al Señor, éste es considerado puro.

El ser vegetariano es algo personal y una decisión en la que ejercen su influencia la tradición y las costumbres en las que se ha nacido y criado. Pero con el transcurso del tiempo, normalmente quien practica el Yoga adopta una dieta vegetariana para acompañar su evolución espiritual.

Santosha significa estar contento con lo que se tiene, sin envidiar a los otros. Un espíritu insatisfecho no puede concentrarse. Un hombre que está contento con lo que tiene es un ser humano completo, puesto que ha conocido el amor del Señor y ha cumplido con su deber. El yogui no siente la falta de nada, por lo cual está naturalmente satisfecho y feliz.

Por cierto que hay múltiples tentaciones en el camino de un ser humano que le roban la paz, pero cuando la llama de la mente no oscila con el viento del deseo, se alcanza el contentamiento.

Mataji siempre se refiere al ejemplo del hombre que se quejaba por todo, hasta que ella le ofreció quitarle la posibili-

"Es como dos vecinos que tienen un Ford cada uno, y los dos están muy contentos hasta que uno de los vecinos compra un Mercedes, y ya al otro no le gusta más su Ford, y está triste porque su vecino tiene un Mercedes. Ayer estaba todo bien, pero hoy ya no."

INDRA DEVI

dad de caminar a cambio de resolverle sus problemas, y por supuesto que el hombre dijo no. "Entonces, ¿por qué no está contento con lo que tiene?", le preguntó Mataji. Y el hombre supo en ese instante que decía la verdad.

Tapas significa austeridad. La palabra deriva de la raíz "tap", que significa abrasar, arder, consumir por el fuego. Indica, por lo tanto, un ardiente esfuerzo por llegar a una meta determinada en la vida, habiendo alcanzado la pureza, autodisciplina y austeridad. Toda la ciencia de edificación del carácter se puede considerar como la práctica de Tapas.

Mataji dice: "Gastamos todo y desperdiciamos mucho. Si por ejemplo estamos en un restaurante, tomamos un pedazo de pan y siempre dejamos los restos que no comimos. En lugar de esto, hay que hacer un paquetito y dárselos a los pájaros que lo van a agradecer mucho".

Una vez ella estaba viajando en un avión y la azafata no sabía que era vegetariana y le trajo carne. Pero en lugar de dejarla, ella la puso en una bolsita que encontró en el asiento y la guardó. Después, cuando estaba paseando por un parque, vio gente limpiando y se acercó y le preguntó a uno de ellos:

—¿Usted sabe a quién le puedo regalar esto?

Y el señor inmediatamente dijo:

—A mí, señora, a mí.

Tapas es el esfuerzo consciente para alcanzar la unión con la divinidad y quemar todos los deseos que se interpongan en el camino de esta meta. Un hombre digno aspira a una vida pura, iluminada y divina; sin esta aspiración, la acción y las plegarias no tienen ningún valor. Una vida sin Tapas es como un corazón sin amor, y sin Tapas, la mente no puede llegar hasta el Señor. Con este trabajo se desarrollan el vigor del cuerpo, el espíritu y el carácter, y se obtienen valor, sabiduría, integridad, rectitud y simplicidad.

Svadhyaya significa estudio y/o sabiduría, pero en las cosas importantes de la vida. ¿Qué pasa después de la muerte? ¿Por qué uno muere a los diez años y otro a los sesenta? ¿Cuál es nuestra relación con la divinidad? ¿Cómo nos unimos con el mundo entero?

A diferencia de la mera instrucción, Svadhyaya es un camino de doble circulación en donde el orador y el oyente forman un solo espíritu y se profesan mutuo amor y respeto; no se pronuncian sermones sino que se habla de un corazón a otro. Los pensamientos ennoblecedores que salen del Svadhyaya pasan a formar parte de nuestra propia sustancia, produciendo un cambio en el enfoque de la vida. Quien practica el Svadhyaya lee en el libro de su misma vida al tiempo que lo escribe y lo corrige.

Es esencial estudiar regularmente la literatura divina para alcanzar una vida saludable, feliz y armoniosa; facilita asimismo el concentrarse y resolver los problemas con los que se tropiece y terminar con la ignorancia y el miedo. Porque la ignorancia no tiene principio pero sí tiene fin y el conocimiento tiene principio pero no tiene fin. Mediante el Svadhyaya, se comprende la naturaleza del alma y se obtiene la comunión con lo divino.

Ishvara Pranidhana: La palabra Ishvara significa "Dios" y Pranidhana "rendirse a". Ishvara Pranidhana significa entregarse a Dios por medio de nuestras acciones y de nuestra voluntad. Pero a Mataji no le gusta usar la palabra "rendirse", porque lo que se rinde es una armada; en cambio prefiere la palabra "entregarse": entregarse al Señor. Este precepto quiere decir aceptar la voluntad de Dios, sea cual fuere la situación en la que nos encontremos, y así la vida se vuelve sumamente fácil; en primer lugar desaparece el miedo de vivir, de morir, de perder. "El miedo es una víbora de cien cabezas; corto una, quedan 99; pero es tan linda la vida cuando desaparece el miedo...", dice Mataji.

Quien tiene fe en Dios no desespera, ya que tiene la luz. Quien sabe que toda la creación tiene su origen en Él, depondrá su orgullo y no se embriagará con el poder. Pero la mera adoración sin fuerza de carácter es como el opio.

También la mente debe ser controlada, y esto se logra por medio de la adoración. Vaciada la mente de deseos de complacencia personal, se llena con pensamientos del Señor, porque intentar la práctica de adoración a Dios sin vaciar la mente de deseos es como intentar encender fuego con leña mojada: desprende gran cantidad de humo y enturbia la visión. Una mente que alberga deseos no puede arder, ni dar luz y calor cuando sea tocada por el fuego del conocimiento. Las acciones que se dedican al Señor pasan a reflejar la divinidad que está en su interior.

La observancia de los Yama y Niyama es, naturalmente, obligatoria para los que se encuentran bajo un rígido entrenamiento de Yoga y se preparan para ser yoguis. Los que toman solamente unas clases de Yoga no tienen la obligación de aceptarlos, pero todo ser humano debería tomarlos en cuenta para progresar moral y espiritualmente.

Las posturas o Ásanas

Mucha gente dice: "Yo hago Yoga", pero en realidad lo que hace son ejercicios. Las Ásanas no son ejercicios, sino posturas, y constituyen un arte que se aplica a la anatomía del cuerpo viviente, en tanto que la gimnasia no es más que una forma de perfeccionamiento que se aplica sólo a los músculos del cuerpo. El Yoga nunca es competencia y sí es un trabajo personal e interior. Cada Ásana tiene propiedades curativas, recuperativas y preventivas. Si alguien tiene dolores de cabeza, por ejemplo, debe hacer la Parada de cabeza, que es la postura que los cura.

"Una vez vino una amiga que hacía cuarenta años que sufría de dolores de cabeza; ya había hecho todo lo posible menos Yoga. La pobre mujer sufría horriblemente con esta aflicción, y parecía estar agonizando. Cuando yo la conocí, le enseñé a hacer Yoga y la sometí a una dieta vegetariana muy sabrosa; además le enseñé a relajarse y a meditar. En sólo seis semanas se curó. La gente no creía que había sido tan simple; pensaban que tenía un secreto y no me creyeron".

El objeto de las posturas del Yoga no es simplemente el desarrollo de los músculos superficiales y profundos, sino la normalización de las funciones del organismo en su totalidad, regulando los procesos involuntarios de la respiración, circulación, digestión, metabolismo y eliminación, afectando el funcionamiento de todas las glándulas y órganos, así como el sistema nervioso y la mente. Esto se consigue gracias a la respiración completa practicada mientras el cuerpo adopta diversas posturas. Cada una de estas Ásanas produce un efecto total diferente en las relaciones funcionales dentro del organismo, de ahí que el Yoga pueda influir en los valores físicos, mentales, morales y espirituales del ser humano.

Efectivamente, la gran diferencia entre las posturas y los ejercicios es que las posturas *comprometen al cuerpo y a la mente.* Por eso la distancia que separa a un alumno principiante de uno avanzado está en el tiempo en que permanece en la postura. Cuanto más tiempo permanecemos en la misma, más posibilidad hay de llegar a los músculos profundos. En cambio, si no permanecemos lo suficiente en la postura, solamente desarrollaremos los músculos superficiales.

La presión que se ejerce durante la ejecución de las posturas sobre órganos, tejidos y músculos "exprime" la sangre vieja allí acumulada, y esto, combinado con la respiración completa, empieza a renovar la sangre de esas partes afectadas. Comienza a entrar mayor cantidad de oxígeno a nuestro cuerpo, que pasa al torrente sanguíneo, y cuando liberamos la presión, esa sangre, rica en oxígeno, ingresa al órgano, tejido, músculo, o grupo de células que fue sometido a dicha compresión. Es como si fuera aire fresco que renueva esa parte del cuerpo y que permite que el organismo funcione mejor, ya que queda liberado de toxinas, como una habitación que ha sido aireada. Los yoguis en la India hacen dos o tres posturas y se quedan durante media hora en cada una.

Las posturas persiguen, además, el objetivo de purificar el cuerpo de impurezas que se acumulan por una congestión de energía en determinados centros energéticos y que ocasionan malestar y enfermedad. A través de las posturas del Yoga se desbloquean los centros nerviosos para que la energía o el Prana circule libremente restableciendo los tejidos y órganos de nuestro cuerpo.

Hay aproximadamente 32 posturas apropiadas para la mayoría de los aspirantes a la práctica del Yoga. Algunas de ellas son la Postura del loto, la Postura del león, la Postura del arco y la Postura del pez. Otras Ásanas pueden usarse como "asientos" para meditar.

Cuando uno realiza una postura debe estar concentrado en la actitud física que está asumiendo, porque la misma es una "excusa" para encontrarse consigo mismo, un momento en el cual se apagan los sentidos hacia afuera y uno empieza a escuchar lo que sucede dentro de sí. Y a través de ello, se comienzan a disolver los focos de tensión y, al tiempo, se aquieta la respiración. El beneficio que se obtiene es sustancialmente mayor al que se consigue si la mente está disipada por cualquier otra parte. Muchas veces sucede que la persona está físicamente en una postura pero su mente está ocupada en las actividades que tiene por delante o en lo que ya pasó anteriormente, y entonces no sacará ningún provecho de su práctica.

Mataji recuerda: "Cuando empecé con las Ásanas estaba dura, durísima. Y lograr una de las posturas me costó dos meses, porque estaba como una piedra."

Hay algunas personas que tienen problemas físicos que les impiden ejecutar ciertas Ásanas, y les conviene hacer otras. El profesor va adecuando las posturas de acuerdo al grado de flexibilidad y posibilidades que el alumno tenga. Pero el alumno nunca debe estar sin hacer nada, para que no lo invada jamás un sentimiento de inferioridad.

¿Cómo debe ser la actitud en las posturas? Observe a un animal: sus movimientos son fluidos y armoniosos, nunca hará un movimiento inarmónico. Esto mismo es lo que pretende el Yoga. Porque, aunque las Ásanas pueden parecer en un principio difíciles y complicadas, su práctica demuestra lo contrario. Hay que saber elegir las más adecuadas para cada uno y practicarlas día tras día, hasta habituarse a ellas.

En Estados Unidos Mataji tenía un alumno que era maestro pastelero y era bastante gordo, como consecuencia de gustarle sus pasteles. Él deseaba hacer la Parada de cabeza, pero era imposible subirlo por su tamaño. Y él mismo decía:

—Yo no puedo hacer la Parada de cabeza.

Entonces Mataji dice que una noche se le prendió la lamparita, y al día siguiente, cuando vio al alumno, le dijo:

—Hoy usted va a hacer la Parada de cabeza.

Y le enseñó cómo hacerla apoyado contra el rincón.

—Hasta una escoba puede quedarse parada en ese lugar y usted también lo va a hacer.

Y el hombre la logró. Y la alegría de esa persona fue tan grande que su actitud se volvió completamente positiva. Esta misma experiencia la tenemos a diario en la Fundación con los nuevos alumnos que, en principio, ven dicha postura como algo imposible y al poco tiempo se dan cuenta de que eso que parecía impracticable muchas veces solamente respondía a su forma de pensar y no a la realidad de su cuerpo.

La práctica del Yoga está directamente relacionada con la autoestima, y cuando uno ve que pudo lograr algo que le parecía sumamente difícil, crece la confianza en uno mismo, se fortalece el sistema inmunológico y el cuerpo forma una barrera invisible que lo protege de la mayoría de las enfermedades.

Hay individuos que empeoran antes de mejorar

Cuando el organismo está en un estado excesivamente tóxico, el individuo suele empeorar antes de mejorar porque siente más los venenos que son reactivados por las posturas. Es como un vaso de agua que tiene suciedad en el fondo y que se remueve antes de ser filtrada y purificada. Por eso, el practicante al que le ocurra esto no debe desalentarse, sino esperar pacientemente a que su organismo pase por el proceso completo de purificación hasta salir renovado. Hay muchos alumnos que se quejan por el dolor que les producen los ejercicios, pero que perseveran hasta que se libran de todas las molestias que vienen acarreando.

Mataji misma pasó por una etapa desagradable cuando empezó a practicar Yoga. Antes de adelgazar, se hinchó tanto que la ropa no le entraba, pese a que comía muy poco.

Es importante ayudar al proceso de limpieza de su organismo bebiendo agua en abundancia y poniéndose diariamente, durante una semana, un enema.

1. Las Ásanas deben ser practicadas sobre una alfombra, esterilla o manta doblada, extendida sobre el suelo y en una habitación bien ventilada.
2. Deben practicarse con el estómago vacío, o tres o cuatro horas luego de haber ingerido una comida fuerte y una o dos horas luego de una comida ligera.
3. Cada Ásana tiene tres etapas: adoptar la postura, mantenerla y deshacerla. Todas son importantes y todas deben ser ejecutadas con propiedad.
4. También deben ser acompañadas por la respiración rítmica y completa, que se realiza siempre por la nariz y con la boca cerrada.
5. Al principio no deben ser mantenidas durante más de quince segundos, para ir extendiendo ese período a un minuto.
6. Además, siempre hay que descansar entre una postura y otra.
7. Finalmente, después de una enfermedad larga, sólo deben realizarse los ejercicios respiratorios, y comenzar poco a poco a practicar las Ásanas.

4. La respiración

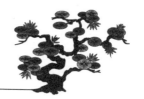

El oxígeno

Vamos a detenernos en la importancia del oxígeno y de la respiración, sin la cual nada de lo que hagamos en Yoga tiene sentido. La respiración es la más importante de todas nuestras funciones vitales, y sin embargo poca gente sabe realmente cómo respirar bien. Durante la respiración habitual que realizamos, utilizamos sólo un tercio de nuestros pulmones, lo que significa que no le estamos dando la posibilidad al cuerpo de estar todo lo sano y alerta que podría estar.

Aunque creamos que el cuerpo se nutre directamente con el alimento que consume, el proceso no es así. Este alimento necesita del oxígeno para desintegrarse y luego convertirse en energía que circulará por nuestro cuerpo. Solamente después del proceso de digestión, en el cual interviene activamente el oxígeno, puede el organismo absorber las sustancias nutritivas. Por ello es obvio que ni el mejor alimento del mundo puede ingresar en el organismo si el oxígeno no hace su parte.

En los momentos de tranquilidad, el cerebro del ser humano consume el 60 por ciento del oxígeno que entra a su cuerpo, mientras que en los estados de tensión puede llegar a consumir hasta el 95 por ciento. Lo que sucede es que mientras la mayoría del oxígeno se utiliza en los procesos del pensamiento, que se encuentran funcionando en toda su capacidad, el resto del cuerpo se mantiene con un nivel mínimo. Las células no encuentran el oxígeno necesario para liberar las toxinas acumuladas, por lo que éstas comienzan a circular libremente por nuestro organismo. Dicha sangre con mayor concentración de dióxido de carbono afecta su funcionamiento, y vienen luego el malestar, la dolencia y la enfermedad.

Como vemos, el oxígeno alimenta a todas las células de nuestro cuerpo, asegurando el funcionamiento de glándulas y órganos; el corazón y el cerebro, en particular, necesitan una abundante cantidad para ejecutar sus funciones debidamente. A través del oxígeno que entra a nuestros pulmones, las células eliminan las toxinas, que de otra manera comenzarían a circular por nuestro cuerpo, provocando malestares, dolores y enfermedades. También es fundamental para la reconstrucción de los glóbulos rojos, proceso que se lleva a cabo cada veintiocho días. Cuando la cantidad de oxígeno que se inhala es insuficiente se trastorna la función de los órganos, se precipita el proceso de la vejez y la salud del cuerpo se debilita. La apropiada inhalación y exhalación de aire fresco no solamente proporciona salud sino que realza la belleza, ya que al eliminar las toxinas, produce un cutis limpio, suave y brillante. La tensión, el insomnio, la indigestión, el estreñimiento, los dolores de cabeza, los trastornos cardíacos y las anormalidades mentales, incluyendo la delincuencia, son, a menudo, el resultado de un insuficiente consumo de oxígeno. Hay estudios que revelan, incluso, que el cáncer es producido por deficiencia de oxígeno en las células, que empiezan a multiplicarse rápidamente para conseguir el que necesitan. Pero ni los profesionales del área educativa, ni los especialistas médicos han tomado conciencia de la importancia de la respiración completa.

El dominio de la respiración permite manejar nuestras tensiones, temores y preocupaciones, aumentar nuestras aptitudes y poderes perceptivos, desarrollar la memoria y la concentración y sintonizar con el ritmo del universo. Mediante el control de la respiración podemos incluso prevenir resfríos y controlar nuestra voluntad.

Compartiendo el aire

El Yoga le da una importancia considerable a la respiración, ya que es el reflejo de nuestra actitud hacia el universo, que debe ser de comunión con el Todo. La mayoría de las posturas del Yoga se basan en el dominio de la respiración, y vale la pena destacar *que el modo de respirar es la gran diferencia entre las Ásanas y los ejercicios comunes que se practican en una clase de gimnasia.* Mataji insiste mucho en la respiración, principalmente porque no somos conscientes de ella. Y en el Yoga, la respiración se eleva al nivel de la conciencia; es uno

"Nadie nos enseña a respirar; ni la familia, ni la escuela, ni la universidad, ni la Iglesia. La mayoría de la gente sólo usa la parte de arriba de los pulmones durante toda su vida. Entonces, ¿para qué tiene la parte de abajo de los pulmones? ¿Como decoración? No. En Yoga la respiración enseña a llenar la parte baja, media y alta de los pulmones.

"Una vez —cuenta Mataji— un taxista se quejó de que no sabía cómo respirar bien, entonces me bajé del auto en Juncal y Rodríguez Peña y le enseñé. Tomé sus manos y las puse sobre mis costillas para mostrarle; es como un acordeón: llenando los pulmones y exhalando. Él lo entendió muy bien, y después dijo: 'Mataji, ¿usted no le va a decir a nadie que le estaba dando clases de Yoga a un taxista en la esquina de Rodríguez Peña y Juncal, no?'. Dije: ¿Y por qué no? Todavía no tengo una respuesta. Si él preguntó, lo más sencillo era enseñarle. Yo no voy a hacer cosas que hagan daño, cosas vulgares... Yo le enseñé a respirar. ¿Y saben por qué estaba sorprendido? Porque todavía tenía una cortina entre él y el mundo. Y es tan lindo vivir sin esta cortina, no tener miedo de otras personas, no tener miedo de morir, de vivir, ni de nada..."

mismo el que dirige y controla el ingreso y egreso de aire en los pulmones.

Como mencionáramos más arriba, los yoguis desarrollaron el arte de respirar más completo y perfecto que conocemos. Por eso, han podido desarrollar poderes y facultades que nosotros sólo atribuiríamos a magos, y conservan el cuerpo joven y libre de enfermedades aunque vivan muchos años. Sin embargo, a pesar de que no somos yoguis, podemos aprender las técnicas de la respiración apropiada.

Para que se produzca el proceso de purificación de oxígeno, la respiración debe ser *completa, consciente y rítmica*. Durante nuestra vida cotidiana debemos tratar de detenernos varias veces al día para asegurarnos de que al menos estamos haciendo algunas inhalaciones y exhalaciones profundas y regulares, conscientes del movimiento de aire que entra y sale de nuestros pulmones.

Respirar profundamente no significa respirar con la parte superior del pecho, ensanchándolo hasta que parezca explotar; esta práctica es absolutamente nociva y no tiene nada que ver con una buena técnica de respiración. La respiración siempre debe empezar llenando los pulmones desde su parte baja, que es la más ancha de estos órganos, para ir desplazando el aire hasta las zonas más elevadas de los pulmones. Si se respira solamente con el pecho, se descuida la parte baja, dejando faltos de oxígeno fresco a la mayoría de los tejidos pulmonares. El mejor modo para corregir costumbres defectuosas en el respirar es aprender y practicar diariamente los ejercicios de respiración completa que enseña el Yoga. Poco a poco, la buena técnica de respiración se volverá un hábito y se hará inconsciente, con lo cual podremos sentir que cumplimos nuestro objetivo.

Muchas veces cuando estamos sometidos a alguna presión, nuestra respiración se ve alterada. Cuando uno se da cuenta de esto, debe tratar de darle el ritmo que quiere; debe intentar serenarla, aquietarla, armonizarla; cuando pasa el momento de tensión y tenemos un momento para nosotros, hay que tratar de fijar la atención en esa respiración, y hacerla no sólo rítmica sino también completa, para que todos los alveolos pulmonares puedan recibir el oxígeno que necesitan. La distribución de aire se hace de manera mental. No hace falta llenar los pulmones de manera total, pero sí concentrarse en la respiración, que debe ser siempre silenciosa y tranquila, sin forzarla. Que el de al lado no se dé cuenta de que está respirando, porque si lo percibe, puede creer que le está sacando el aire. Nos reímos, pero es verdad.

Muchas veces los alumnos cuando vienen a clase se ponen nerviosos porque están demasiado cerca entre sí. Pero trato de explicarles lo siguiente: Nosotros en esta sala vamos a estar una hora. Por cada minuto seis litros de aire pasan por nuestros pulmones; al cabo de una hora, cada uno necesitará aproximadamente 360 litros de aire. Si somos treinta personas, son 10.800 litros de aire que se consumirán en una hora. En la habitación hay en total 15.000 litros de aire. Por eso muy probablemente, al cabo de una hora, gran parte del aire que cada uno ha exhalado pase por los pulmones de los demás. Es decir que estamos compartiendo lo más importante que una persona puede compartir con el prójimo, que es su propio aire.

La respiración completa

"Me acuerdo una vez —dice Mataji— en una clase en Los Ángeles, de un deportista a quien le expliqué la respiración completa. Vino unos días después diciendo que se había desmayado la noche anterior mientras se cepillaba los dientes. Entonces le pregunté si estaba practicando la respiración completa, y me respondió que sí. '¿Cinco veces?', le pregunté. '¡No, veinticinco veces!' Quedé muy asombrada y le recordé que la respiración completa no debe empezar haciéndose de golpe; al principio hay que hacer solamente cinco o seis, y hasta dos veces por día".

Para realizar la respiración completa busque un lugar en donde esté solo, acuéstese totalmente relajado y con los ojos cerrados, y vaya inhalando, llenando primero la parte inferior de los pulmones, luego la media, y por último la superior. Cuando se exhala, primero se expulsa el aire de la parte superior, luego de la central y por fin de la parte inferior. Esta manera de respirar permite que los pulmones se vacíen por completo, eliminando el aire de las partes inferiores que tiende a depositarse allí, saturado de productos de desecho. El proceso de respiración completa no debe ser considerado como un ejercicio que se divide en tres momentos separados, sino que la inhalación y la exhalación se ejecutan de manera continua, suave e ininterrumpida.

Uno se dará cuenta del movimiento del aire por la expansión de la caja torácica, cuando inhala, y su contracción, al exhalar. En el pecho se produce una suave apertura acompañando a la expansión de las costillas durante la inhalación, que se contraen durante la exhalación como un acordeón. En ningún momento debe ser un movimiento forzado, sino natural, fluido y sin tensión de ningún tipo.

El maestro Sri Krishnamacharya solía decirle lo siguiente a Mataji cuando comentaban las aplicaciones prácticas de la respiración completa en la vida diaria: "La respiración completa deberá hacerse siempre que se sienta uno cansado, nervioso, tenso, hambriento... cuando tenga demasiado calor o demasiado frío... cuando necesite energía extra, vitalidad y fuerza, o cuando nuestras esperanzas estén bajas, o nuestra fe debilitándose".

LA RESPIRACIÓN TIENE CINCO ASPECTOS IMPORTANTES:

1. La respiración debe ser consciente, darme cuenta de que respiro y de que vivo gracias a ello.
2. La respiración tiene que ser rítmica, ya que mantener el ritmo al respirar es fundamental para mantener la salud de todo el organismo, en especial del corazón. La respiración rítmica, además, calma la mente: se puede coordinar el ritmo respiratorio con los latidos del corazón. Al respirar de este modo, el ritmo penetra todas las células del cuerpo, creando un sistema de equilibrio y armonía general. Por-

que no sólo importa el oxígeno para nutrir los órganos de nuestro cuerpo, sino que el ritmo es la clave de la salud. La respiración arrítmica o carente de ritmo puede ser perjudicial. Debe haber un tiempo para inhalar y un tiempo para exhalar, tratando de equilibrar el tiempo de entrada y de salida. La inhalación correcta tiene importancia para el corazón, mientras que la exhalación es más importante para el cerebro, ya que estimula el funcionamiento de las células nerviosas cerebrales. El doctor Carl Albin decía: "El oxígeno por sí mismo no puede cumplir con su objetivo si no existe ritmo en el proceso de absorción. La respiración arrítmica, o carente de ritmo, puede ser incluso perjudicial". El ritmo con el cual se respira no afecta solamente a los seres humanos sino también a los animales y, aunque parezca extraño, a las plantas. El doctor Albin realizó un experimento con plantas en el que les causaba perturbaciones a través de electrodos clavados en la tierra a los lados de una planta para ver cómo reaccionaba ésta cuando cambiaba el ritmo de sus raíces. Los resultados de las variaciones rítmicas fueron sorprendentes: las raíces se vieron de tal manera afectadas por la falta de ritmo que quedaron imposibilitadas de absorber y transmitir a la planta los elementos nutritivos de la tierra. Las hojas dejaron de respirar, cambiaron de color y textura, volviéndose amarillas, duras y arrugadas. Cuando se retiraron los electrodos y la perturbación que causaban, las plantas recuperaron su aspecto lozano y vital. Pero en algunos casos en que se prolongó la permanencia de electrodos, las plantas terminaron muriendo, luego de pasar por un proceso de envejecimiento precoz. Los seres humanos formamos parte de la naturaleza y no somos ajenos a sus leyes. Cuando nuestro organismo recibe oxígeno de manera arrítmica, determinadas funciones esenciales de nuestro cuerpo se deterioran hasta que decae la salud. A través de la respiración hay que imponer un ritmo equilibrado, que repercuta en la vida de todo el organismo.

3. La respiración debe ser completa, llenando la parte baja, media y alta de los pulmones.

4. La respiración favorece la relajación, ya que es el elemento clave para lograr la distensión de todo el organismo. Por medio del control de la respiración podemos aquietar la mente y disminuir la frecuencia de los latidos cardíacos. Al restablecer el ritmo original por medio de la respiración controlada volvemos a crear un estado normal, logrando así una actitud más serena, una disposición alegre y una sensación de armonía general.

5. La respiración puede ser utilizada para restablecer el equilibrio general a nuestro cuerpo porque el ritmo respiratorio es como un electrocardiograma, en el cual se va reflejando cómo estamos viviendo y la situación por la cual estamos atravesando, y a través de un manejo consciente de ella se puede alterar la situación mental, física, espiritual y emocional que se está viviendo.

Los beneficios de la respiración

Una postura en Yoga está siempre acompañada de un movimiento de respiración: una inhalación y una exhalación. En el ejercicio, en cambio, generalmente no se tiene en cuenta la respiración. Además, en la gimnasia, la respiración es de tipo nasal-bucal, mientras que en el Yoga la respiración es casi siempre de tipo nasal.

Los beneficios de la respiración nasal son muchos:

1. En primer lugar, cuando se respira por la nariz se purifica el aire. Las partículas que allí se encuentran quedan atrapadas por la vellosidad de las narinas.

2. Si atraviesan esa vellosidad, quedan pegadas en las mucosas, y a través de las cilias, se van deglutiendo y van al tracto digestivo para ser eliminadas, o se devuelven al exterior a través del estornudo.

3. Otro beneficio de la respiración nasal es el calentamiento del aire que viene de afuera. La nariz adecua la temperatu-

ra del aire exterior a la temperatura del cuerpo, para que cuando llegue a los pulmones esté a una temperatura acorde a la que allí hay. Si hacemos una respiración bucal, ese aire frío entra directamente a los pulmones y puede traer enfermedades.

4. También la humedad se conserva a través de la respiración nasal, evitando que se sequen las vías respiratorias.
5. Asimismo la respiración nasal filtra las partículas nocivas del aire. Detrás del tabique nasal, tenemos un filtro natural donde conviven todo tipo de bacterias y gérmenes que impiden que sustancias extrañas penetren en nuestro cuerpo. Con la respiración bucal, en cambio, esas bacterias entran directamente a las vías respiratorias, y de allí a los pulmones y a la sangre.
6. La respiración nasal también es beneficiosa porque desarrolla el sentido del olfato. El aire que pasa por la nariz mantiene las terminaciones nerviosas del olfato que cuelgan del hipotálamo en estado de alerta permanente. Cuando nosotros respiramos por la boca, se va atrofiando este sentido por falta de utilización.
7. Por último, cuando la persona respira con la boca, puede desplazar el maxilar superior hacia afuera por la fuerza de la respiración. Esto ocurre principalmente en los niños.

Mataji recomienda que para liberarse de algo que le moleste, haga uso de la respiración completa; inhale por la nariz y exhale por la boca, con fuerza pero sin emitir la voz, solamente con el sonido del aire de la exhalación. De esta manera, puede expulsar los sentimientos negativos como la ira y el temor. Luego de la relajación, inhale profundamente pensando en todo lo que desea adquirir: luz, amor, paz, valor, salud. Con este movimiento de inhalación y exhalación, usted puede liberar su ser de todo lo negativo, y reemplazar lo malo por lo que necesita de verdad.

Finalmente, otro punto importante que hay que tener en cuenta mientras se ejecuta la respiración completa es que la columna debe estar recta para no obstaculizar el libre fluir de

Prana o fuerza vital. La necesidad de mantener la columna erguida es de rigor en todas las posiciones del Yoga, porque *el hombre es el vínculo simbólico entre la tierra y el cielo, y como tal debe colocarse en una actitud que lo aproxime a la divinidad.*

El Prana

La existencia del Prana no sólo fue reconocida por los yoguis de la India, sino por las antiguas escuelas ocultistas de los egipcios, hebreos, tibetanos, chinos, japoneses y griegos. Y los cristianos admitían que existía una misteriosa energía cósmica a la cual dieron nombres diferentes: los hebreos del libro del Génesis, por ejemplo, la llamaron "espíritu de vida".

Prana es la energía vital, la fuerza cósmica que está presente en todo lo que vive: lo tienen el aire, el agua, la comida y la naturaleza. Si usted toma una flor, ¿puede regresarla a la tierra de donde la tomó? No, no puede, porque aquélla no tiene ninguna firmeza. Es tan tierna y débil que no puede forzar la naturaleza. Entonces, ¿cómo crece? ¿cómo sale de la tierra, que a veces está tan seca, dura, y además tiene piedras? Es que cuando la flor va a surgir del suelo, la empuja una fuerza enorme, el mismo empuje que tenemos nosotros en nuestro organismo.

Fíjese en algunas casas viejas, cómo en el medio de la piedra crece una florcita, sale una hojita que atraviesa con fuerza la dureza del cemento para conectarse con la luz solar, ten-

"Cuando voy al campo, hay árboles como los eucaliptos que tienen más de cien años. Si usted pone sus manos alrededor de un árbol especialmente grande y apoya su cabeza sobre su tronco, quedándose así unos minutos, podrá sentir las vibraciones de ese árbol y acoger su Prana."

INDRA DEVI

drá entonces una idea de lo que es esta increíble energía que en todos habita. Desconocemos la fuerza que tenemos dentro de nosotros. A veces pensamos: ¿qué puedo hacer yo? Nada. No tengo posibilidades. Sin embargo, todos tenemos aptitudes suficientes, ocurre que no sabemos que las tenemos y por eso estamos como limosneros. Pero todos incorporamos el Prana en nuestros cuerpos, aunque no todo el mundo lo hace con la misma fuerza, porque la simiente es la misma, pero la tierra que la recibe es diferente en uno u otro. Todo depende de lo que cada uno lleva adentro.

"Aquel día salió Jesús de su casa y se sentó junto al mar. Se le acercaron numerosas personas. Él, subiendo a una barca, se sentó quedando las muchedumbres en la playa. Entonces él les dijo muchas cosas en parábolas:
Salió un sembrador a sembrar, y de la simiente, parte cayó junto al camino, y viniendo las aves, la comieron. Otra cayó en un pedregal, donde no había tierra, y luego brotó, porque la tierra era poco profunda: pero levantándose el sol, la achicharró, y como no tenía raíz, se secó. Otra cayó entre espinas, las cuales crecieron y la ahogaron. Otra cayó sobre tierra buena y dio fruto, una ciento, otra sesenta, otra treinta." (Mateo 13, 1-8).

La circulación del Prana se puede desarrollar a través de los ejercicios de respiración y puede manejarse a voluntad con la mente. Podemos aumentar esta fuerza cósmica mediante los ejercicios respiratorios del Yoga. Pero como no respiramos bien —la mayoría de la gente usa sólo un tercio de sus pulmones durante toda su vida—, no incorporamos el Prana suficiente en nuestro cuerpo, y acontecen enfermedades como la depresión. El Yoga enseña a respirar bien, para utilizar toda la capacidad pulmonar y no dejar nuestro cerebro desprovisto del Prana vital. El Prana no solamente ingresa a través del aire que respiramos, sino que además lo podemos incorporar con los alimentos frescos y sanos, el agua, y la radiación solar, terrestre y de otros planetas.

Pranayama o control del Prana

El Pranayama es la regulación del aliento o el control (yama) del Prana, energía vital que se encuentra en todo ser viviente. El Pranayama es el control del movimiento de los pulmones u órganos respiratorios para dominar el Prana que vibra dentro de ellos. Esto se logra mediante la concientización de la inhalación y la exhalación.

Mediante el control del Prana, la mente puede ser dirigida más fácilmente, porque está amarrada al Prana del mismo modo que el pájaro a una soga. Así como un pájaro que atado a un poste con una cuerda vuela de un lado a otro sin desprenderse y descubre por último que su lugar de descanso es el poste al que está atado, así también el pájaro-mente, después de revolotear a tontas y a locas en pos de los objetos sensorios, encuentra su lugar de descanso durante el sueño profundo en Prana.

La respiración yóguica se realiza en tres etapas:

a) Inspiración o *puraka*

b) Retención o *kumbhaka*

c) Exhalación o *rechaka*.

La inspiración o puraka debe ser siempre por la nariz; uniforme, es decir, manteniendo la misma velocidad en la corriente de aire inhalado; silenciosa y suave; y completa, llenando las partes baja, media y alta de los pulmones.

La exhalación o rechaka también debe ser por la nariz, uniforme y silenciosa, excepto en algunos ejercicios de Yoga que requieren de descarga. Además, debe ser producto del relajamiento del diafragma y de los músculos respiratorios.

Estas dos etapas pueden complementarse con períodos de retención de aire o kumbhaka, que van incrementándose con la práctica.

Existen dos tipos de kumbhaka:

a) Con los pulmones llenos o kumbhaka interno, que provoca un incremento de la actividad metabólica y aumenta el tiempo de intercambio gaseoso alveolar.

b) Con los pulmones vacíos o kumbhaka externo, aumenta la acidez, rompiendo el equilibrio interno; sólo se aconseja en períodos muy cortos, de dos a tres segundos.

Cuando las retenciones son forzadas, el cuerpo nos alerta acelerando el ritmo cardíaco porque el corazón bombea más rápidamente para distribuir el poco oxígeno del que dispone. Es muy importante por ello no forzar estas retenciones sin "escuchar" primero qué sucede a nivel físico y a nivel emocional. Sin embargo, para poder hablar del Pranayama, es necesario realizar una etapa de retención o kumbhaka. Los libros más antiguos de Hatha Yoga dicen: "Recién cuando la energía está quieta, la mente alcanza la calma". Durante los períodos de kumbhaka se detiene la corriente respiratoria produciéndose un blanco mental que favorece el logro de los últimos estadios del Yoga.

Mataji no recomienda practicar el Pranayama en Occidente, porque considera que las condiciones de vida no están dadas para realizarlo. Se necesitan un guía idóneo que regule los tiempos de retención de aire de acuerdo al nivel individual de cada practicante, una alimentación completamente natural y un estado de paz y armonía dado por un ritmo de vida sereno, y no la fatiga que sobreviene en las grandes ciudades donde vivimos. Sólo los más avanzados en la práctica de Yoga pueden realizar retenciones cortas y progresivas.

Hay un tipo de Pranayama que se recomienda practicar, y es el Suka Pranayama o Pranayama fácil o bipolar, tapando uno de los orificios de la nariz. Este ejercicio está desarrollado en el libro *Respirar bien para vivir mejor*.

La respiración cósmica

La respiración cósmica es más que un ejercicio respiratorio, puesto que nos proporciona una gran elevación espiritual.

Este tipo de respiración llenará todo nuestro ser de energías derivadas directamente del cosmos, por lo que le dará al cuerpo nuevo poder y mayor vitalidad. Por supuesto que esto ocurrirá siempre que la persona que lo practique tenga la correcta actitud mental; de no ser así, no tiene caso siquiera hacer la prueba. Si usted no se siente preparado en su interior, la respiración cósmica no tendrá ningún efecto.

La respiración cósmica abre el mundo a aquellas personas que la practican, y les da una nueva perspectiva y un nuevo sentido a sus vidas; es una forma de establecer comunicación con las fuerzas cósmicas que se encuentran en todo el universo y que rigen el movimiento de los planetas, la manifestación de la luz, la operación de las fuerzas electromagnéticas, y el Prana.

Una vez que usted haya dominado completamente la técnica de la respiración rítmica y pueda practicarla sin dificultad ni esfuerzo, estará en condiciones de intentar la respiración cósmica. Aunque técnicamente existe sólo una pequeña diferencia entre las respiraciones rítmica y la cósmica, la cual consiste en formar una cierta imagen mental mientras se la está practicando, en realidad la diferencia entre ambas es enorme.

En los Estados Unidos, Mataji había sido invitada a presenciar una misa y quedó sumida en una profunda meditación mientras escuchaba la ceremonia y los cantos. Vio un sol y en medio de ese sol estaba Jesús, y éste le hablaba, pero ella no podía escuchar lo que decía, tan sólo podía ver el movimiento de sus labios y tuvo una sensación de desesperación, pues no podía comprender qué es lo que estaba diciendo. Hasta que en un momento alguien la tocó y volvió a la realidad con mucha dificultad.

Una sugerencia que hacemos es no tocar a ninguna persona mientras esté meditando, porque se la obliga a volver de una manera abrupta al estado consciente.

Para realizar la respiración cósmica siéntese en una postura en la que su espina dorsal esté muy derecha —preferentemente la Postura del loto— y relájese por completo. Ahora, procure formarse una nítida imagen mental en la que su corazón es un centro del que, con cada inhalación, su ser fluye hacia afuera, hacia el cosmos, llegando hasta las nubes, el sol, la luna, las estrellas o el universo visible o invisible, para luego, con cada exhalación, regresar a la Tierra, hasta el centro de su corazón. Siempre que practique la respiración cósmica, su ser deberá fluir hacia un lugar especial donde haya una figura que sea muy importante en su vida. Puede ser Cristo, Buda, un guía espiritual o incluso un ser querido ya difunto, porque a través de la respiración cósmica la persona puede viajar mentalmente o puede volver a unirse con personas que ya no están en este plano (con la respiración cósmica se pueden obtener una respuesta y una ayuda).

Luego, comience a respirar rítmicamente. Inhale lentamente, extendiéndose lo más posible hacia el mundo exterior; retenga el aire mientras absorbe la visión que alcanzó, y luego exhale despacio, regresando al centro de su ser.

"Me acuerdo de una vez en México —dice Mataji—: una señora en la clase hizo la respiración cósmica y estaba llorando. Le pregunté qué le pasaba y dijo: 'Murió mi hija en Madrid'.

"Y manifestó que quería estar con su hija y partir para Madrid. Pero yo le aseguré que su hija ya no estaba allí y que repitiera: 'Quiero estar en la presencia de mi hija', mientras hacía la respiración cósmica.

"De repente me dijo: 'Mataji, ¡me conecté con mi hija... Está muy feliz, y lo único que pide es que yo no amargue su existencia con mis lágrimas!'

"Lo que logramos no fue una sesión de espiritismo, sino una experiencia cósmica a partir de un tipo de respiración con la que se va a cualquier parte del mundo o a la presencia de una persona para permanecer con ella y gozar".

Cuando comience a practicar la respiración cósmica, puede acompañar las inhalaciones y exhalaciones con el movimiento de sus manos y brazos. Coloque sus manos con las palmas sobre el pecho cerca de su corazón. Cuando inhale, mueva los brazos hacia los lados y para arriba, abarcando la totalidad del aire y expresando la proyección de todo su ser hacia el cosmos.

Al ver la imagen que se ha propuesto contemplar, puede ser el sol, las nubes, Dios, haga unos suaves movimientos con las manos, como si palpase la cosa que desea alcanzar y al mismo tiempo, retenga el aire durante unos segundos; y, después, al exhalar, baje los brazos despacio, como si entre ellos llevase los rayos del sol y los fuera a introducir en su corazón, donde quedarán con un suave movimiento de manos.

A través de la respiración cósmica se experimenta la relación entre el mundo y uno mismo, convirtiéndose uno en parte de aquél, mientras conserva su propia identidad. Si al principio no logra el efecto deseado, no se desanime. Siga intentándolo, con fe y con perseverancia. La mayoría necesita un tiempo de práctica para lograr los efectos deseados; lo mejor es intentar la respiración cósmica luego de un período de meditación, ya que la mente está mejor preparada y en estado de receptividad.

La práctica de la respiración cósmica nos proporciona un sentido de estímulo, armonía y felicidad que nos permitirá hacernos cargo de cualquier situación con toda tranquilidad, ayudándonos a que llevemos la esperanza y la alegría a las vidas de otros.

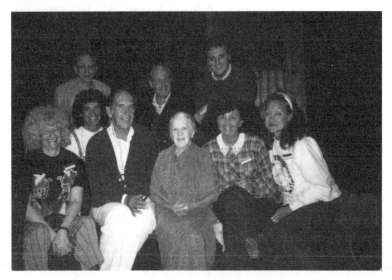

Con Julio y el grupo argentino en Zinal, Suiza

80

Julio es un alumno nuestro de hace muchos años. Él es una persona de una formación tradicional y conservadora. Y cuando venía a las clases y Mataji hablaba de la respiración cósmica, él escuchaba con bastante escepticismo. Hasta que un día, decidió probar y ver de qué trataba esto que para los demás era tan hermoso. Él es de religión judía y se quería conectar con su abuelo, que había sido un rabino y había fallecido ya hacía muchos años. Entonces en una meditación, bajo la instrucción de Mataji, Julio logró comunicarse con él y le pudo preguntar aquellas dudas que tenía y para las cuales necesitaba respuestas. Y las halló. Y a partir de ese momento, Julio se hizo devoto de la respiración cósmica.

Y recuerdo una vez que estábamos en Zinal, Suiza, y Mataji estaba contando la experiencia de Julio, éste apareció de pronto (Mataji no sabía que estaba presente) y pudo relatar el conmovedor momento en el que logró contactarse con su abuelo.

81

5. Raja Yoga

El Prathyahara

Es el primer estadio del Raja Yoga; significa control de los sentidos. Cuando uno puede dominar sus pensamientos, cuando se da cuenta de lo que está pensando, poco a poco llega al control de los sentidos. Prathyahara es poder manejar a voluntad el ritmo de los sentidos internos y externos. Se trata de controlar, por ejemplo, los latidos del corazón; enviar la sangre a una determinada parte del cuerpo y sentir las pulsaciones con mayor frecuencia; sentir cómo late un ojo, el dedo gordo del pie, o el labio superior de la boca y no el inferior. Por esto mismo, el Prathyahara está muy unido a la concentración. Podemos lograrlo conscientemente, abstrayéndonos de los sentidos externos y replegándonos en nuestro interior para ver qué pasa dentro nuestro. Mataji nos aconseja, cuando uno está practicando Prathyahara, ir anotando todos los pensamientos que pasan por la mente, dejando que entren y salgan.

La contemplación

Contemplar es poner la mirada en algo, dejándose "absorber" por el objeto de tal forma que todo lo demás se vuelve redundante. El objeto de la contemplación es exterior y es más abierto que el de la concentración, estadio aún superior, que

82

veremos más adelante. Contemplamos un paisaje, el mar, las nubes. Nuestra mente discurre mientras contempla, nuestro campo visual es amplio, no lo notamos circunscripto a un punto específico.

Sin embargo, a pesar de ser una observación con movimiento, la contemplación debe ser concentrada. A través de ella se puede llegar al objetivo final del Yoga, que es el de la meditación. Cuando nos sentimos totalmente unidos al objeto de contemplación, cuando ya formamos parte de él o él está dentro de nosotros, en ese momento estamos meditando. Puede ser una nube, a la que uno observa siendo consciente primero de que está contemplando una nube, y luego percibiendo sus formas cambiantes, sus propiedades y cualidades. También uno puede contemplarse a sí mismo frente al espejo, fijándose en las cosas hermosas y en aquellas que no lo son tanto, y traspasando esa primera mirada para reflexionar sobre el porqué de nuestro proceder.

Una vez estábamos con Mataji en el auto yendo a Rosario a dar un seminario, y ella me preguntó:

—David, ahora que estoy en el auto, con las valijas adentro, ¿me puede decir a dónde vamos?

Yo le contesté que teníamos un seminario en dicha ciudad, y mientras nuestro viaje continuaba Mataji observaba las nubes en el cielo, sus contornos, sus diversos coloridos, quedó totalmente absorta por dicha visión. Estaba físicamente conmigo en el auto pero me di cuenta de que mentalmente estaba montada sobre una de esas nubes. Al rato, sin quitar su mirada del cielo me dijo:

—Cuando ya no esté en este plano, seguramente viajaré por la Tierra sobre una nube.

A lo cual yo respondí:

—Mataji, por favor, si yo me cruzara por su camino, ¿usted me podría saludar?

Nos miramos y nos echamos a reír.

Acerca de la concentración y la meditación

La concentración y la meditación forman parte esencial en el aprendizaje del estudiante de Yoga. ¿Cuál es la diferencia fundamental que hay entre ambas? En la concentración sólo interviene la mente, pero en la meditación quedan entrelazados el corazón y todo el ser del individuo. *La capacidad de concentrarse es la señal del genio; la capacidad de meditar es indicio de santidad.* Sin embargo, la concentración —o *dharana*— es el pilar sobre el que reposa la meditación.

Concentrarse significa poder fijar la mente sobre cualquier objeto y olvidarse de todo lo demás. Puede ser una parte del cuerpo, a la que se le manda fuerza curativa hasta conseguir que ya no duela. La clave de la concentración es, naturalmente, el deseo. Cuando una persona desea algo con mucha fuerza, se concentra en ello y se esfuerza por conseguirlo. El objetivo puede ser algo benéfico para la persona, pero también puede ser destructivo, es decir que la concentración es un arma de doble filo. Por eso en el Yoga, la concentración se practica junto con la meditación, para que el individuo se eleve por sobre sus intereses mezquinos y sólo desee aquello que es bueno para los demás.

La mayoría de la gente no puede concentrarse, aunque posea la facultad de hacerlo. Desgraciadamente esto sucede porque el arte de la concentración rara vez se practica en Occidente, donde se hace todo lo posible por distraer constantemente la mente, que con el tiempo pierde la habilidad de focalizarse. Cuando nuestra atención está excesivamente cargada de numerosas ideas superficiales y sin importancia, termina por perder además su capacidad de discernimiento y discriminación. El resultado es que cada vez es mayor el número de personas que jamás adquieren el hábito de pensar por sí mismas, de tomar una decisión solas y de resolver sus propios problemas. Son hombres y mujeres carentes de madurez emocional, incapaces de utilizar sus propios recursos espirituales y dependientes de lo que piensan y hacen los demás.

Mataji se sorprende cuando las maestras en las escuelas les exigen a sus alumnos que se concentren, sin habérselos enseñado nunca. "Debes saber que no se puede decir 'Concéntrese', sin enseñar a concentrarse". Como cualquier talento, la concentración debe ser cultivada. Si tiene talento para practicar piano, ¿va a dar un concierto mañana? No, primero estará horas y horas practicando. Lo mismo se aplica al mundo espiritual: se tienen que hacer ejercicios, puesto que no nacemos con la espiritualidad totalmente desarrollada.

La primera etapa para conseguir la concentración es la práctica de las posturas del Yoga, de la respiración completa y de la relajación.

"El que no controla debidamente su cuerpo no puede hacer buen uso de su mente, no logra concentrarse jamás y mucho menos meditar. El individuo que no tiene dominio sobre su organismo físico no puede llegar a la conciencia espiritual; de aquí la necesidad de practicar las posturas", escribe Swami Paramananda en su *Concentration and Meditation*.

Como nuestra mente está permanentemente inquieta y bombardeada por imágenes e ideas, debemos adiestrarla para que se calme. Si carecemos de experiencia previa, concentrarse aunque sea cinco minutos en un determinado objeto resultará imposible, ya que nuestros pensamientos comenzarán a volar y dispersarse en los primeros segundos. Entonces, si por ejemplo quiere concentrarse en una flor, terminará, por un mecanismo implacable de asociación sin fin, pensando en una reunión de amigos donde había una mujer ataviada con un hermoso vestido floreado.

Es probable que esto le ocurra a la mayoría de los principiantes, con infinitas variantes. Durante los primeros minutos del período que destina a la concentración tendrá que disciplinar sus pensamientos una y otra vez, poniéndoles límites como si se trataran de niños traviesos. En cuanto sienta que sus pensamientos comienzan a extraviarse, deténgalos y vuelva al objeto de concentración.

Hay ejercicios de concentración, y el más fácil es el de la llama de la vela. Antes de empezar, busque un lugar solitario donde no tenga distracciones. Siéntese cómodamente, con la columna derecha, puede ser en una silla o en el suelo y con las piernas cruzadas.

Entonces encienda la vela y con la mirada fija sobre su llama empiece a respirar rítmicamente sin separar los ojos de la llama, ni para mirar siquiera la vela, ni la pared que está detrás, ni ningún otro objeto. La mirada debe ser tranquila, sin forzar los ojos ni el rostro, sino sintiéndose completamente relajado. Mire la llama hasta que tenga la impresión de que se grabó en su mente. Entonces cierre los ojos y visualice la llama dentro de usted. En el momento en que el pensamiento brinca a otro objeto, la llama desaparece y hay que volver a abrir los ojos y recomenzar el ejercicio. Repita esta práctica varias veces, hasta que pueda apoderarse de la imagen de la llama y *retenerla*.

Ahora reflexione acerca de las cualidades de la llama, su

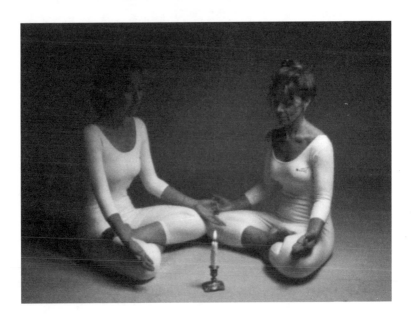

color y su forma. Contémplelas con un cálido sentimiento de afecto. Pondere el significado simbólico que posee esa llama de la Luz divina y eterna. Entonces estará usted meditando sobre la Luz.

Si no tiene la posibilidad de hacer este ejercicio de noche, puede hacerlo de día, sin la vela, visualizando la llama dentro de usted. Pero es muy importante ejercitarse. Al comienzo deberá dedicar al menos cinco o diez minutos a la práctica de la concentración; al cabo de unos cuantos días ya no necesitará encender vela alguna, sino que podrá visualizar la llama con sólo cerrar los ojos y concentrarse sobre ella.

Otro ejercicio de concentración consiste en tener la atención de la mente concentrada con firmeza sobre una sola parte del cuerpo y "sentir" esa parte. Por ejemplo, trate de concentrar la mente sobre uno de sus pies, incluso sobre una uña de los dedos de ese pie, hasta que, increíblemente, sienta cómo crece esa uña. No es fácil para un principiante concentrar la actividad de su mente, focalizando toda su fuerza de observación sobre un objeto en particular. Por eso tal vez sea más fácil comenzar este ejercicio con el propio corazón. O si esto le parece demasiado difícil, procure al principio representarse vívidamente en la imaginación una flor de loto con una brillante luz que lanza destellos, e imagínese que esta luz irradia desde el centro mismo de su corazón. Podrá imaginarse asimismo que esa radiante flor de loto se encuentra en su cerebro, en la garganta o en cualquier otro lugar. La concentración puede realizarse sobre cualquier objeto que usted desee, abstracto o concreto, siempre que sea algo bello, que inspire o ennoblezca. Desde el momento en que uno puede concentrarse, es muy fácil pasar a la meditación, en la que el pensamiento fluye en la luz hasta que ambos se confunden en un solo punto.

> "No sé de dónde saca la gente que la espiritualidad cae del cielo —dice Mataji—. Uno puede tener la tendencia a ser espiritual, pero la concentración y la meditación requieren esfuerzo y práctica".

También hay posturas que ayudan a desarrollar la concentración, especialmente todas aquellas que combinan el equilibrio, la respiración y el movimiento del cuerpo de manera sincronizada, y que si la persona no está concentrada, difícilmente pueda realizar.

La concentración puede enseñarse hasta a un niño por medio de juegos, como aquel que consiste en adivinanzas. Los niños hacen de cuenta que tienen cierta cantidad de dinero con la cual pueden comprar lo que quieren, sólo que no debe ser de color negro ni blanco. Además no pueden decir "sí" o "no" cuando los demás hacen preguntas para averiguar lo que han comprado. Hace falta mucha concentración en un niño para no decir "sí" cuando se le pregunta si le gusta el vestido que se ha comprado y no responder "no" cuando se le pregunta si es blanco, si lo es...

Hay muchos juegos para los niños que estimulan la concentración y que pueden enseñarles los adultos siempre que no estén excesivamente ocupados, cansados o indiferentes.

La concentración es como un músculo: en la medida en que se practica, se tonifica. Si se deja de practicar, pierde fuerza. La persona que ha desarrollado el arte de la concentración generalmente desarrolla además una personalidad magnética, vibrante y dinámica, hacia la cual se sienten arrastrados los que tratan con ella. Fíjese en la vida de cualquier hombre de éxito y verá que aunque haya empezado su carrera sin dinero ni cultura, siempre estuvo en posesión de una cualidad sumamente trascendental: la capacidad de concentrarse. Sin esta cualidad no hubiera llegado a ningún lado.

El tiempo en que demora una persona en aprender a concentrarse depende de tantas cosas... No se puede decir cuánto tiempo necesitará para aprender. En cada persona es diferente. Hay personas que no pueden estar sin distraerse más de unos cuantos segundos seguidos, en tanto que otras son capaces de permanecer concentrados en un solo punto durante horas enteras. Por lo mismo, en unas personas, se aprende en unas semanas, en otras demora años. Depende de cada uno y de su capacidad, de lo que trajo de su vida pasada, de su práctica y entrenamiento. Realmente no se puede decir en cuánto tiempo lo logrará.

Como la concentración puede ser usada con fines buenos o malos, debe ser precedida de la instrucción en los Yamas y Niyamas, y seguida por la meditación. Ambas sirven para evitar que el estudiante abuse del increíble poder del pensamiento. Cuando formule un deseo, debe añadir siempre, "Si me conviéne", o "Que se haga Tu voluntad", para estar seguro de que el mismo nos será beneficioso. Pues muchas veces nos empeñamos en conseguir algo que a la larga nos puede resultar adverso.

"No debemos centrarnos en formas inferiores de concentración", escribe Swami Paramananda. "Acaso nos proporcionen salud física, prosperidad o éxito, porque la concentración siempre da poder; pero aunque adquiramos mayor riqueza, más elevados honores, o una vigorosa fuerza corporal, siempre nos encontraremos con que queda insatisfecha una parte de nuestro ser, a pesar de todas las ganancias terrenales. Nunca debemos contentarnos ni darnos por satisfechos hasta que despertemos y empecemos a procurar nuestro desarrollo superior."

La *meditación* es el objetivo principal del Yoga y el grado más perfecto de concentración. Cuando uno navega a un estado de meditación perfecta, pierde noción de sí mismo, de su cuerpo y de su ambiente.

Había un maestro de la India que tenía a sus alumnos meditando en celdas separadas y cuando terminaban, cada uno iba saliendo y contando su experiencia. Pero uno de ellos demoró mucho tiempo y el maestro tuvo que esperar pacientemente a que emergiera. Y al finalizar, le preguntó por qué no salía.

"El problema —respondió el discípulo— era que no podía salir, ya que la puerta me parecía demasiado angosta".

Había estado meditando que era un venado sagrado con cuernos muy grandes, y estaba tan unido al objeto de la meditación que sentía que no podía pasar por la estrecha puerta de su celda.

Se puede intentar comunicar una idea aproximada de lo

que es la meditación, pero su experiencia real está más allá de la simple descripción, y también fuera de la comprensión. Un yogui en la India decía: "Esa felicidad que pertenece a una mente que por medio de la meditación profunda ha sido lavada, limpiada de toda impureza y ha penetrado dentro del ser, no puede describirse con palabras...".

El objeto de la meditación es la unión de la materia con el espíritu, del hombre con Dios, de la conciencia individual con la Conciencia Universal. Sai Baba dice que hay tres etapas en la meditación: en la primera, "Estoy caminando en la luz"; en la segunda: "La luz está en mí", y en la tercera: "Yo soy la luz". Cuando las dos primeras se desvanecen en la tercera, entonces se está meditando.

La meditación es la mejor forma, si no la única, de alcanzar el estado de armonía interna. Sin ella, nuestra vida se ve plagada de todo tipo de temores, dudas y conflictos. Pero no

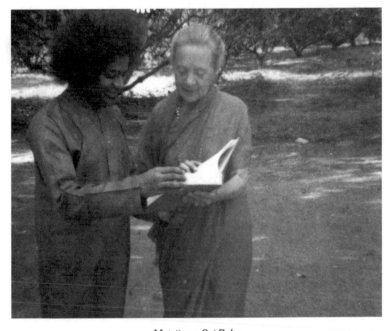

Mataji con Sai Baba

todo el mundo está preparado para meditar: es necesario disciplinar nuestro cuerpo y adquirir el dominio sobre todo nuestro ser, etapas que se logran con paciencia y trabajo continuo. Meditar no es sencillo, porque cuando uno trata de aquietar su mente, empiezan a surgir, por un lado, los pensamientos, y después empieza uno a sentir molestias físicas, como picazón en la nariz o en la cabeza. Mataji recomienda continuar en la postura y perseverar en el intento. "A la meditación no se llega en dos o tres semanas, sino en años. Pero vale la pena". Muchos alumnos vienen y nos dicen: "No puedo aquietar mi mente". Es difícil explicarles a los alumnos cómo empezar a meditar sin caer en nociones demasiado abstractas y alejadas de la realidad. Por ello me es más fácil definir la meditación como "el descubrir el espacio de silencio entre un pensamiento y otro". Y una vez que lo hallamos, debemos tratar de ahondar y profundizar en ese espacio, y de permanecer en él, porque en ese lugar de silencio encontraremos la paz, la armonía, la salud y la felicidad.

Antes de comenzar su entrenamiento, todo aspirante "serio" de Yoga debe aceptar ciertos principios éticos para estar mejor dispuesto. Éstos incluyen los Yamas y Niyamas, de los que hablamos anteriormente; si no se acatan estas normas, en vano serán los esfuerzos por meditar, ya que nos alejaremos indefectiblemente del objeto de nuestra meditación: el Dios Supremo. Una persona no puede meditar en paz y sentirse feliz si su mente y su corazón se encuentran "atados" a las cosas terrenales y manchados de impurezas. ¿Qué tipo de meditación puede lograrse si estamos dominados por la ira, la avaricia, la lujuria, la gula y la envidia, o si no nos sentimos libres del deseo de matar, robar, mentir o hacer mal a otros?

En la meditación no se pide nada, ni se espera nada a cambio, porque la misma no es oración, sino pura contemplación en la que la mente deja de funcionar y el corazón se hace cargo. Solamente entonces podemos comunicarnos con lo divino, que debería ser el único motivo para rezar. Sólo cuando se encuentre la mente quieta, podremos sentir Su presencia y abrir a ella nuestro corazón meditando.

Mataji gusta decir: "Para comenzar a meditar, intervienen tres factores: el sujeto que medita, el proceso de meditación y el objeto de la meditación. Cuando los dos primeros se unen en el tercero, entonces se está meditando". Esta práctica, al igual que la concentración, puede llevar algunas semanas o muchos meses; eso depende de la persona y de su preparación en esta vida o en la pasada.

Hay muchas maneras de meditar, pero el fin es siempre el mismo: la unión con el objeto, que tiene que ser elevado, como un maestro o un ideal superior, y tratar de lograr la unión con él. En toda meditación uno pierde la sensación de tiempo y espacio y queda como flotando, sin sentir nada, sin tener noción de lo que pasa a su alrededor, con los sentidos replegados totalmente hacia adentro. Además la meditación puede ser consciente o inconsciente. Es consciente cuando se tiene la intención de meditar y uno se prepara debidamente para hacerlo: nos retiramos a un lugar tranquilo, nos sentamos en una determinada postura —usualmente la Postura del loto—, quemamos incienso o tomamos una oración o una foto que nos inspire.

En cambio, es inconsciente cuando de repente y sin haberlo anticipado, experimentamos una alegría inmensa, un éxtasis indescriptible. Esto ocurre cuando hemos estado en presencia de algo extraordinariamente bello (puede ser el pasaje de un libro o una canción que nos eleva y hace vibrar una nota muy profunda en nuestro interior).

En los estados de meditación, se logra un beneficio no sólo a nivel mental sino también a nivel físico, porque se reduce al mínimo el consumo de oxígeno en el cuerpo, elemento combustible por excelencia para la eliminación de toxinas del mismo. Hay dos momentos en los cuales el uso de oxígeno se reduce a la mínima expresión: el primero, en el sueño profundo; el segundo, durante la meditación, en la cual el cuerpo utiliza hasta 30 por ciento menos, lo cual significa un 30 por ciento adicional que circula por nuestro organismo, purificándolo. Así, la vida reposada redunda en beneficio de nuestra salud general. El descanso y la meditación permiten la reparación de todo nuestro ser y el equilibrio de las energías que andan circulando por él.

¿Cómo meditar?

Hay varias técnicas de meditación, pero todas llevan al mismo fin: unirse a Dios.

En el Bhagavad Gita, Krishna, una de las manifestaciones de Dios en la mitología de la India, dice: "Fije su mente en mí y haga Yoga".

La diferencia entre oración y meditación es precisamente que en la primera generalmente uno pide algo, con lo cual levanta una frontera, o crea una división entre el que suplica y aquel a quien se le suplica, entre el mendigo y el señor. En la meditación, en cambio, uno no pide nada sino que se une con el Supremo.

Para meditar hay que estar cómodos, no como el señor de la tapa de la revista *Viva* de Clarín que se encontraba en una postura exótica, que Mataji al observar comentó: "Yo quisiera saber cómo puede este hombre meditar si está tan incómodo...".

Si no puede sentarse con las piernas cruzadas, siéntese en una silla. Es necesario mantener la postura correcta. Aunque cuando ya se está muy avanzado, como le dijo su maestro a Mataji: "Ya no importa el ambiente, ni la hora, ni la postura", y se puede meditar de pie, sentado o caminando.

La meditación se realiza siempre en posición vertical, nunca acostados, porque tratamos de unirnos a través de nuestro último *chakra* o centro energético con la divinidad, y ese centro está a la altura de la mollera. Los monjes tibetanos dicen que por ahí entra el alma cuando nacen las personas y también por ahí sale cuando la persona deja el cuerpo, por lo que la conexión con las altas esferas se realiza de manera vertical con respecto al piso.

En cuanto al tiempo de meditación, no importa tanto como la constancia en practicarla.

93

Mataji aconseja aunque sea hacer cinco minutos de meditación por día al comienzo, para luego ir incrementándola. También de ser posible debe meditarse siempre a la misma hora. En una oportunidad, hablando sobre la meditación, una señora aseveró que meditaba 5 minutos exactos todos los días. A lo que Mataji respondió:

—¿Cómo sabe usted cuándo se cumplen los 5 minutos? ¿Acaso está mirando todo el tiempo el reloj? Usted no está meditando, está tan sólo pensando en meditar ese espacio de tiempo.

Hace falta un lugar adecuado, tranquilo, un ambiente donde no haya interrupciones. Más adelante, la meditación se podrá lograr en cualquier lado y en cualquier momento. Ocurre lo mismo que cuando un niño comienza a escribir: si se le da una hoja lisa escribirá de manera torcida; por eso necesita, al principio, una hoja con renglones. Cuando ya tenga práctica, podrá escribir en una página lisa.

"Una vez —cuenta Mataji— estaba en la finca de Piero recostada con los ojos cerrados y de repente vi una luz muy fuerte, y sabía que no era el sol porque a esa hora no entra el sol, ni tampoco había entrado nadie para encender la luz eléctrica. Entonces abrí los ojos y vi una nube muy grande y muy luminosa y dentro de la luz estaba Cristo con una sonrisa en los labios... naturalmente lloré de la emoción".

Bien sea que elija algo concreto para empezar a meditar o algo abstracto cuando esté muy avanzado, deberá ser siempre una imagen o una idea positiva, bella, elevada y ennoblecedora, una imagen que le sirva para despertar y elevar la divinidad dentro suyo. También puede ocurrir que elija meditar sin una imagen concreta o abstracta. Entonces, cierre los ojos, haga algunas respiraciones completas, y entone el OM, tratando de vaciar su mente y aceptar cualquier cosa que se le presente en la meditación.

En la India los yoguis adoptan en general algunas de las cuatro posturas clásicas. Una de ellas es *Siddhasana*, que significa adepto o yogui consagrado. También, *Swastikasana*, *Samasana*, o postura simétrica, y la Postura del loto o *Padmasana*. Todas ellas son muy parecidas.

Siéntese, pues, con la espalda recta en una posición cómoda, con las manos sobre las rodillas (si es de día, las palmas con manos hacia arriba; si es de noche, las palmas con manos hacia abajo), cierre los ojos y comience a respirar rítmicamente, mientras puede repetir interiormente, si lo desea, las siguientes palabras:

Yo soy la luz,
Yo soy el amor,
Yo soy la paz y la alegría,
Yo tengo en mi corazón la chispa divina que es Dios,
Y por eso no voy a tener miedo de nada ni de nadie,
Y me prometo dar luz y amor a cada uno que se cruce en mi camino,
a los que me quieran, a los que me hagan daño,
a los que conozco, a los que no conozco,
Y por el resto, que se haga Tu voluntad.

Y durante algunos momentos permanecemos meditando sobre la luz eterna y divina, nos sentimos rodeados de esta luz que tenemos en nuestro corazón, y luego entonamos tres veces el mantra OM, que es el mantra más elevado, el más poderoso, y el que posee más fuerza. Si repetimos OM en nuestra mente, o en voz alta, nunca estaremos solos, a pesar de que pasen cosas tremendas.

Hay otros métodos para meditar, como aquel en el que usted se imagina que está dentro de una pirámide, sentado justo debajo del ápice, y comienza a recibir la energía generada por el mismo. En su libro *Egipto secreto*, Paul Brunton cuenta acerca de la noche que pasó dentro de la pirámide: cuando comenzó a flotar dentro de ella vio su cuerpo extendido en el piso y se dijo: "Toda la vida he pensado que eso era yo, ahora me doy cuenta de que yo soy esto (no el cuerpo)".

El verdadero yo usa el cuerpo físico, pero no es él. Nuestro verdadero ser es diferente de lo que pensamos. Y cuando meditamos lo hacemos con nuestra esencia real, a la que se arriba como fruto de nuestra preparación, y una vez en el estado de meditación profunda, se pierde la conciencia del cuerpo, de la postura, del lugar y del tiempo que medita, como también del mismo acto de meditación.

Una vez que usted haya aprendido el ejercicio de la llama de la vela, y pueda ver la luz como un símbolo de lo eterno y lo divino, después de unos cuantos días, o quizás semanas —lo que dependerá de su habilidad para concentrarse—, ya no le será necesario tener una vela encendida delante de usted para ver la luz en su mente, ya que la tendrá dentro de usted simplemente al cerrar los ojos. La meditación tiene así dos momentos: el "acoplamiento de la luz", que consiste en un apaciguamiento preliminar de la mente, y la meditación propiamente dicha. Entonces coloque la luz en la sagrada cámara del corazón para que brille allí, alumbrando todos los rincones oscuros, irradiando calor y afecto en toda dirección y para todos los seres vivientes.

Que la llama que arde en su corazón se vaya agrandando, haciéndose cada vez más luminosa…

Que disipe las tinieblas de la soledad, del miedo, del odio, de la ira, de la envidia, de los celos, de la avaricia, y de tantos otros vicios y defectos…

Que finalmente ahuyente a la misma enfermedad y al dolor…

Que proporcione salud, vigor y valor y se convierta en fuente de amor y felicidad.

Será en ese momento cuando la luz que hay dentro de usted se fundirá con su ser entero.

Será entonces cuando se realice la unión con la Luz Eterna y Divina que es Amor, que es Verdad, que es Dios.

El Samadhi

Samadhi es un estado de perfecto equilibrio psicoespiritual en el que nacen la paz interna, la autorrealización y la inmensa alegría del espíritu. Este estado es deseado por los yoguis como el pan por los hambrientos, el oro por los alquimistas, los nuevos descubrimientos por los investigadores y las flores por las mariposas. Cuántos abandonaron su fortuna, su amor, su salud, su alegría para poder llegar a sentir en sí mismos el relámpago del Samadhi. El Buddha se redujo a un mero esqueleto; Jesús ayunó 40 días; Moisés se retiró a la montaña y los yoguis se encerraron en las grutas de los Himalaya.

Cuando la fuerza de kundalini, una vehemente llamarada, sube hasta la Sahasrara chakra, el lugar más elevado del cuerpo, y se queda allí por un tiempo, se alcanza el estado de Samadhi. Puede durar unos segundos, nada más, pero esto lo marca para toda la vida. Es un momento de iluminación, todos aquellos que lo alcanzaron vieron la luz. Porque el Samadhi es la puerta que abre la divinidad en nuestro interior a un espacio en el que el nivel consciente de la mente se une al inconsciente y éste, a su vez, con el alma. Claro que, como es tan precioso, cuesta mucho alcanzarlo, aunque el amor aminora el sacrificio. Sin embargo, el ardiente deseo y la sincera práctica de la meditación, aun viviendo con la familia y cumpliendo con los deberes sociales, hacen posible que logremos el Samadhi. Lahiri Mahasaya, Sri Yusteshvar —el maestro del famoso Yogananda— y Ramakrishna, el maestro de Swami Vivekananda son ejemplos que tenemos de seres que alcanzaron el Samadhi.

Cuando un aspirante espiritual medita firmemente, muy

En una oportunidad, un discípulo acudió a Yogananda:

—Señor, me parece que no estoy obteniendo ningún progreso a través de mis meditaciones, pues no escucho ni veo nada especial durante ellas.

El maestro le respondió:

—Busca a Dios con el único interés de conocerle a Él mismo. No existe percepción más alta que la de sentirle brotar de tus profundidades infinitas en la forma de supremo gozo. No ansíes visiones, fenómenos espirituales o experiencias emocionales, ¡el camino hacia Dios no es un circo!

---

concentrado en la repetición del mantra, bloqueando cualquier filtración de pensamientos ajenos, el kundalini se despierta y comienza su marcha ascendente hacia el Sahasrara chakra para unirse con la sede del alma, y poder expresar su divinidad completa.

El objetivo verdadero de toda meditación no es solamente el de mejorar nuestra salud o incrementar nuestro vigor mental, sino el de alcanzar la felicidad y libertad internas. Sri Ramakrishna, el hombre sabio de la India, confió a sus discípulos: "Dios es visto cuando la mente está tranquila. Cuando los mares mentales están agitados por los pensamientos de los deseos, nunca pueden reflejar a Dios".

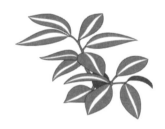

6. El OM

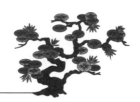

"El arco es el OM sagrado y la flecha es nuestra propia alma. Brahman (Dios) es el blanco de la flecha, el objetivo del alma. Así como una flecha se une a su blanco, el alma vigilante se une a Él".

Mundala Upanishad.

El OM es el mantra más elevado y sagrado de la India. OM es el símbolo verdadero de Dios. Su traducción literal del sánscrito es "instrumento del pensamiento". Significa sonido ideal inaudible y representa un aspecto de la creación: los poderes infinitos del sonido.

En verdad, las raíces principales para la creación de todo este mundo son los sonidos; sin sonidos nada de lo que vemos a nuestro alrededor existiría; sin sonidos no habría universo. Swami Vivekananda dice en su obra, *Los Yogas y otras cosas*: "...de esto, de la más sagrada de todas las palabras sagradas, madre de todos los nombres y formas, del OM eterno, puede suponerse que está creado el universo entero. OM es el sonido y el símbolo más real de todos los sonidos posibles, y no hay otro igual a él...".

Los hindúes lo recitan al comenzar y al terminar sus oraciones, himnos y textos de adoración. Cuando se recita bien el OM, produce una gran armonía en el cuerpo y en la mente, ya que permite vislumbrar la naturaleza de la conciencia individual y alcanzar la contemplación superior. Su repetición no debe conducir a un hábito rutinario, sino a la conciencia plena de su significado, que es el poder divino.

Para pronunciarla en inglés y en español hay que pronunciar tres letras: AUM. Las dos vocales se funden en una O y la M suena sin separar los labios.

En una de sus conferencias en la India, Sai Baba dijo: "El OM es tan anchuroso y extendido como el cielo...".

OM es lo uno y único, sin segundo. Su sonido es idéntico a Brahman (Dios) y representa todo su significado. Swami Yogananda dice en su libro *Autobiografía de un yogui*: "Toda la gama de la creación está indicada en OM y se asocia, respectivamente, con los poderes divinos simbolizados por los tres dioses: Brahma, Vishnu y Shiva".

Una señora se le acercó a Mataji para decirle que cuando volvía de su trabajo y se bajaba del colectivo, tenía mucho miedo de caminar las cuadras largas y oscuras que la separaban de su hogar. Entonces Mataji le recomendó recitar el OM cuando caminaba esa distancia, para paliar el miedo. A partir de ese momento, la señora recita esta palabra sagrada y su miedo ha desaparecido.

La base del origen de este sonido es el aire, y esta base es como el "omkar" (repetición continua del OM). Del sonido básico del omkar, obtenemos muchos otros, que son meras transformaciones de la forma del "omkar". Amin, amén, shalom son derivadas del OM, pero es éste el que tiene mayor fuerza.

Mataji nos dice: "La repetición del OM me produce, personalmente, un efecto profundo, difícil de describir con palabras, que sólo mediante su práctica es posible experimentarlo."

El símbolo en sánscrito para esta palabra sagrada es el siguiente: ॐ

El OM tiene el mismo valor que estas palabras pero concentra en un solo sonido todo el significado de éstas. Pero ya que el OM representa el primer sonido que emitió el creador, y cualquier sonido emanado por el creador tiene que ser un acto de amor, traducimos al OM como AMOR y llega de este modo a la gente con mayor facilidad. En cualquier idioma uno puede recitar la palabra AMOR.

Muchas personas, por su tipo de educación, se sienten extrañas recitando el OM, y a veces les cuesta concentrarse y lograr los efectos deseados. Un día un alumno nuevo se me acercó y con el rostro extrañado me preguntó:

—Pero, David, ¿esto no es una religión?

—No —le respondí—, quedate tranquilo, no es una religión.

—Me parece que estoy en medio de un rito extraño.

—Entonces elegí otra palabra, puede ser shalom, si sos judío, o shalam, si sos mahometano, o un Padrenuestro, si sos cristiano; para nosotros tienen el mismo significado.

Para un yogui no hay símbolo más poderoso que la sílaba OM. Junto con el poder de la mente, logra cosas sorprendentes, como la liberación de ciertos temores, malos hábitos o enfermedades que nos afectan. Para hacerlo, Mataji nos aconseja escribir en un papel aquello de lo que uno quiere librarse, y después quemarlo entonando el OM, y cada uno se imagina que lo que escribió se está consumiendo y quedará erradicado para siempre...

Uno de los libros sagrados de la India, el *Mandukya Upanishad*, dice: "OM es eterno, es todo —lo que fue, lo que es y lo que será". En la letra sánscrita la curva inferior representa el estado de sueño, la curva superior es el estado del despertar, y la parte del centro simboliza el dormir profundo sin sueños. La medialuna creciente es la representación de Maya, el velo de la ilusión, y el punto es el estado trascendental. Cuando el espíritu individual que hay en el ser humano atraviesa el velo y descansa en lo trascendental, queda liberado de los tres estados y de sus cualidades, y se une a lo divino en su totalidad.

El Mantra Yoga

El canto ha sido durante siglos una parte fundamental de todas las culturas y religiones, por más de un motivo. Y es que el sonido es una fuerza poderosa que influye con su vibración en nuestros sistemas glandular y nervioso, produciendo bienestar físico y desarrollando nuestra fuerza espiritual. La práctica de la vibración del sonido es muy beneficiosa ya que limpia los distintos conductos y puede curar enfermedades.

Los yoguis, que descubrieron el efecto poderoso que las vibraciones sonoras ejercen sobre nuestro organismo, elaboraron un Yoga especial de los sonidos, llamado Mantra Yoga. El Mantra Yoga se basa en el efecto enérgico que las vibraciones sonoras ejercen sobre nuestro organismo. Las mantras se componen a partir de ciertas combinaciones vocales que se entonan de una manera especial, con el objeto de hacer vibrar todos nuestros sistemas, nervios, glándulas y cuerpo. Por eso, hay que utilizar cada mantra de acuerdo a las necesidades que uno tenga. Los mantras son sílabas o frases en sánscrito que cuando se las repite como preparativo hacia la meditación, llevan al individuo a estados de conciencia superior. Hay tres tipos principales de mantras:

—Los mantras Saguna, que son los que invocan alguna deidad, por ejemplo, OM Namah Shivaya, o amor y devoción hacia Shiva, el creador del Yoga.

—Los mantras Nirguna, que son abstractos y declaran la identificación del meditador con lo absoluto, por ejemplo, el OM (amor), Soham (Yo soy eso), OM Shanti (amor y paz).

— Los Bija o mantras seminales, que son aspectos del OM y derivan directamente de los cincuenta sonidos primitivos.

En cuanto a los mantras, Mataji dice que no hace falta tener un mantra personal, basta con repetir el mantra OM. Cuando ella vivía en Tecate y daba mantras siempre los acompañaba del OM.

La terapia de los sonidos

La sonorización de las vocales produce una sensación de tranquilidad y de relajamiento, pero deben ser pronunciadas con todas nuestras fuerzas para sentir el poder que emana de su sonido.

Comience por inspirar, y luego, sin exhalar, pronuncie de

manera fuerte y penetrante EEEEE, abriendo la boca como si estuviera esbozando una sonrisa. Este sonido debe provenir de su garganta como si estuviese gritando desde lejos y no como si estuviera cantando; el sonido debe ser parejo, sin altibajos y sostenido. Debe mantenerse en el mismo tono y la misma intensidad de comienzo a fin, y no comenzar fuerte para ir debilitándose. Hay que detenerse antes de quedar completamente sin aliento, porque siempre debe quedar una reserva de aire en los pulmones antes de que finalice el sonido. Luego, descanse por unos momentos y repita lo mismo de dos a tres veces; no conviene hacerlo más al principio.

Después de un tiempo notará el efecto vibratorio en su cabeza, y la sensación de que su cerebro, ojos, nariz y oídos se despejan, lo cual trae un sentimiento de placer y de alegría.

En una de mis clases estábamos haciendo una práctica respiratoria de descarga y yo insté a los alumnos a exhalar con sonido, pues cuando uno descarga con sonido tiene la sensación de que está descargando algo más que el aire; justamente uno siente que se libera de las tensiones y presiones a las cuales ha estado sometido.

Había una señora que exhalaba pero no lograba emitir sonido alguno. Entonces decidí pedir a los alumnos que hicieran lo mismo que esta señora, que descargaran el aire sin sonido, para verificar si la sensación era la misma. Cuando lo hicieron, no notaron cambio alguno y se sintieron igual que al principio, como si no hubieran hecho nada. Luego repetimos el ejercicio, pero exclamando, ¡Ahhhhh! Ese sonido que acompañaba la exhalación produjo una verdadera sensación de liberación. Había sido el mismo ejercicio, con la diferencia del sonido, que logró los efectos buscados.

Cada sonido basado en diferentes vocales ejerce un efecto determinado en distintas zonas de nuestro cuerpo.

La "í" (como en había) es un sonido que vibra en la cabeza y afecta las glándulas pituitaria y pineal, el cerebro y todos los órganos que están situados bajo el cráneo.

La "é"(como en ése) afecta la garganta, la laringe, la tráquea y las glándulas tiroides y paratiroides.

La "a" (como en ala) influye benéficamente sobre la parte superior del pulmón.

La "o" (como en ojo) hace vibrar la parte inferior del pulmón, el corazón, el hígado, el estómago y el plexo solar.

La "u" influye en los riñones y los órganos bajos.

La "mmmmm" vibra sobre la cabeza. Debe hacerse sólo una vez por día, y si tiene el corazón débil, debe acortarlo.

Como se observa, el orden de las vocales está dado por la zona que se quiere hacer vibrar, como también por los distintos conductos que se quieren limpiar. Cada persona utiliza las vocales que necesita en el momento que más le conviene. De esta manera logrará que su cuerpo esté más limpio y más sano con la sola vibración de los órganos mediante la pronunciación en voz alta de las vocales.

El Tantra Yoga

El tantrismo es la culminación de muchos siglos de experimentación yóguica con el cuerpo y la mente. Apareció en la India a mediados del primer milenio después de Cristo —aunque para algunos tiene un origen prevédico por su valoración de lo femenino— y se expandió y floreció dejando sus huellas en la religión, el arte y la ética entre los años 600 y 1200.

El tantrismo está codificado en los tantras —colecciones de leyendas, mitos y prácticas religiosas del budismo y del hinduismo—, y utiliza un lenguaje simbólico de difícil acceso, que sólo se puede comprender con la ayuda de alguien competente en estos saberes. Según algunas tradiciones hindúes, los tantras son 77, según otras, 192.

Tal vez el aporte más importante del tantrismo sea su estudio del hombre desde el punto de vista energético. El objetivo final del tantrismo es el de alcanzar el estado de Samadhi o éxtasis, siempre bajo la guía de un maestro experto.

El tantrismo establece que, además de su cuerpo material, el hombre posee un cuerpo energético, constituido por una densa red de canales o *nadis* por los cuales circula la energía o

Prana y un determinado número de centros de acumulación, transformación y redistribución de esta energía, llamados *chakras* (ruedas) o *padmas* (lotos).

Como se trata de sustancia astral y no física, esta red energética no es visible para el ojo corriente o los instrumentos de la ciencia: para percibirla hace falta cierta clarividencia. Fueron las capacidades de intuición de los yoguis las que hicieron posibles sus investigaciones y hallazgos no sólo en este terreno sino también en el de la anatomía humana. Sin duda alguna, tuvieron que saber que existían las glándulas endocrinas, puesto que la mayor parte de las posturas del Yoga se arbitraron para mejorar el funcionamiento de estas glándulas. La ciencia moderna, en cambio, no supo nada de ellas hasta el año 1899, año en que nació la endocrinología.

Aún hoy algunos sabios occidentales miran con escepticismo la teoría Yoga del Prana, porque no pueden probar científicamente su existencia.

Los nadis y los chakras

Volviendo a la red energética de la cual hablábamos más arriba, nos referiremos ahora a los nadis, conductos que llevan el Prana.

Los tres nadis más importantes son el *Shushumna*, el *Ida* y el *Pingala*. El Shushumna es el nadi principal, situado dentro de la médula espinal, mientras que el Ida y el Pingala se enroscan en espiral a ambos lados de sí.

El Shushumna está representado por el vástago central derecho; el Ida y el Pingala por las culebras enroscadas y los dos pétalos del *Ajna chakra* por un par de alas. La pequeña esfera que se encuentra por encima de la vara simboliza la glándula pineal.

El Ida, que circula por el conducto nasal izquierdo, es lunar, femenino y refrescante, mientras que el Pingala circula por el conducto nasal derecho y es solar, masculino y produce calor.

En el plano biológico, el Ida y el Pingala son probablemente las cadenas simpáticas de nuestro sistema nervioso, en tanto que el Shushumna es la médula espinal.

En cuanto a los chakras, son centros psíquicos que no pueden describirse en términos psicológicos, fisiológicos ni de ninguna otra ciencia física, pero pueden corresponderse a los plexos de nuestra anatomía, aunque no deben identificarse con ellos pues pertenecen a otra dimensión. Como mencionamos más arriba, son centros de actividad del Prana y están interrelacionados con los sistemas nerviosos parasimpático, simpático y autónomo. Chakra, palabra que proviene del sánscrito, significa círculo y movimiento. Efectivamente, los chakras son circulares y están permanentemente en movimiento. Se puede pensar en los chakras como las ruedas de la mente que habitan en el bosque de los deseos. Y los deseos son las grandes fuerzas motivadoras.

Hay siete chakras de mayor importancia:

El más inferior o *Muladhara chakra*, situado en la base de la médula, controla el proceso de evacuación y se corresponde con el plexo solar sacro. Éste es el centro de la energía secreta llamada Kundalini, que veremos más adelante.

El segundo o *Swadishthana chakra*, situado frente a los órganos genitales, controla los deseos sexuales y se corresponde con el plexo epigástrico.

El tercero o *Manipura chakra*, frente al ombligo, tiene a su cargo las funciones digestivas y su homólogo es el plexo solar.

El cuarto o *Anahata chakra*, a nivel del corazón, controla la respiración y se corresponde con el plexo cardíaco.

El quinto o *Visuddha chakra*, situado detrás de la garganta, controla el habla y se corresponde con el plexo faríngeo.

El sexto o *Ajna chakra*, entre las cejas, controla el sistema nervioso autónomo y se corresponde con el plexo cavernoso o la glándula pineal. Es el asiento del "tercer ojo" místico de Shiva, el trono de la clarividencia según los yoguis. En el Ajna chakra es donde convergen el Shushumna, el Ida y el Pingala, para formar el nudo sagrado llamado *Triveni*.

El séptimo o *Sahasrara chakra* corresponde a la corteza del cerebro y se lo conoce con el nombre de Loto de los Mil Pétalos.

Los chakras actúan en coordinación con los nervios, células y fibras que se relacionan con el sistema general por medio de conductos intermedios y transforman la energía pránica en energía psíquica y fisiológica. Además de la triple función de acumular, transformar y distribuir Prana por medio de los nadis, los chakras constituyen los principales centros de conciencia por estar provistos de más cantidad de Prana y conectar las envolturas sutiles con el cuerpo físico. El *Muladhara chakra* tiene su raíz en el centro inferior de la energía cósmica y se extiende al centro más alto, que está situado encima de la cabeza y se llama el *Sahasrara chakra*.

Los nadis, que se corresponden con los nervios y vasos sanguíneos, reciben Prana de los chakras, y sirven de enlace entre la mente y el cuerpo.

La mención de los nadis y chakras o centros de energía, que serán influidos y armonizados durante las prácticas del Yoga, intenta mostrar las posibilidades de acción de esa energía única que fluye armónica o inarmónica en los seres. Su comprensión sólo puede ser intuida y puramente vivencial.

Sobre el poder del Kundalini

El despertar del Kundalini o poder de la serpiente es la más secreta y sagrada de todas las prácticas del Yoga, pero pertenece a las etapas más adelantadas de esta disciplina y sería casi imposible y hasta peligroso practicarlo aquí en Occidente. Cada una de sus fases requiere la supervisión atenta de un guru o guía espiritual. Pero el estudiante de Yoga debe tener al menos una cierta idea teórica de lo que es el Kundalini.

El Kundalini está relacionado con el *Prana* o energía vital que existe en forma de fluido en la atmósfera y en todo lo que vive, y que, como vimos más arriba, circula por los nadis, distribuidos por todo nuestro cuerpo astral, lo mismo que las arterias, las venas y todos los nervios de nuestro cuerpo. Los yoguis han preparado procesos especiales de purificación para que los nadis estén limpios y aumente la circulación del Prana en el cuerpo humano.

Cuando a partir de ejercicios especiales el poder del Kundalini despierta, comienzan a girar los chakras como verdaderas ruedas o a abrir sus pétalos como si fuesen flores de loto. Entonces el Kundalini, cuyo símbolo es una serpiente enroscada tres veces y media con la cola en la boca, pasa del chakra inferior, o *Muladhara*, a lo largo del nadi central, o *Shushumna*, y de todos los demás, hasta llegar al último centro, el *Sahasrara chakra*. En este momento el yogui ha alcanzado su destino: se produce el matrimonio divino del Espíritu y de la Materia en el que la conciencia individual se une con la Conciencia Universal y penetra en el estado de bienaventuranza final, llamado *Samadhi*.

No todos los yoguis alcanzan este estadio de iluminación espiritual.

El Kundalini puede también despertar las energías sexuales, que liberan fuerzas enormes que sólo pueden ser manejadas por practicantes bien entrenados en los ejercicios de Yoga y con un importante desarrollo espiritual. Los yoguis dirigen sus energías sexuales y las transforman en fuerzas de naturaleza superior; por eso, todo yogui tiene interés en conservar y aumentar su energía sexual. Si éstas no son transmutadas o utilizadas en actividades sanas, su represión produce con frecuencia desórdenes mentales y emocionales.

La ascensión del poder despertado del Kundalini es la enseñanza más secreta de todo el Yoga y siempre se transmite verbalmente de maestro a discípulo. No puede, ni debe ser descripto. Cuando esta energía se despierta en un yogui, alcanza un estadio de armonía, equilibrio y felicidad duradera. Entonces llega a su máxima realización: la chispa divina que hay dentro suyo se convierte en una llama y se funde con Dios. Este estado es el más alto al que puede llegar el ser humano en esta tierra.

Los seres humanos corrientes no podemos esperar llegar a este estadio superior de conciencia mientras vivamos atados a las cosas de este mundo. Pero debemos saber que es posible

Una vez estaban Shiva y Pharvati, su esposa, reunidos, y Shiva le dijo a Pharvati:

—Debo ir a la Tierra para ver cómo se encuentran los hombres.

Y mientras caminaba por un bosque se encontró con unos monjes que estaban meditando hacía muchos años y que se dieron cuenta de su presencia por el perfume. Y uno de ellos le preguntó:

—Oh, tú eres Shiva, rey de reyes, maestro de maestros con tu sabiduría, ¿me puedes decir cuándo voy a alcanzar la iluminación?

Y él le respondió:

—Tan sólo te faltan dos encarnaciones más.

A lo cual, el monje, desilusionado, respondió:

—¿Por qué tanto? Durante años he meditado, hasta que las hormigas han hecho su refugio debajo de mi cuerpo y los pájaros han fabricado sus nidos sobre mi cabeza, y he pasado años de penitencia, castigando mi cuerpo. ¿Cómo es entonces que necesito sufrir por dos vidas más? ¡Me parece injusto!

A pesar de las quejas, Shiva siguió adelante y encontró a un grupo de gente celebrando, y uno de ellos percibió su presencia y parando de danzar le preguntó:

—¡Oh, Shiva! ¡Adorado seas mi señor! ¿Puedo saber, de serte posible y si quieres revelármelo, cuándo será mi última reencarnación?

Y el dios le respondió:

—Tan sólo te faltan treinta reencarnaciones.

Y el hombre, con total sorpresa e inocencia dijo:

—¿Tan sólo treinta? Es decir que tengo la posibilidad en algún momento de alcanzar ese estado de dicha, ¡Oh, mi Señor, alabado seas! Me has dado un soplo de esperanza, a tus pies de loto me rindo y la espera será una oportunidad para seguir sirviéndote.

Shiva, conmocionado por tanto amor y devoción, alzó su mano hacia el cielo y en ese momento el hombre alcanzó la iluminación.

A veces no es el sacrificio sino la actitud con la cual hacemos la acción lo que importa.

alcanzar un estado de éxtasis en esta Tierra, y con el tiempo y en otras vidas podremos llegar a él.

Muchos necesitan toda un vida, y a veces varias vidas, para alcanzar el estado de éxtasis. Sólo muy pocos pueden llegar a él en unos cuantos años, aunque se sabe de algunos que lo han logrado en un momento, súbitamente, como los místicos, los santos, y las personas que están desarrolladas espiritualmente en todo el mundo.

7. La relación entre el maestro y el alumno

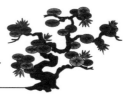

En el año 1987, habíamos previsto una visita con Mataji a Punta del Este. La persona que se encargaba de la organización no podía venir, y estuvimos a punto de suspender el proyecto. Le explicamos a Mataji lo que había ocurrido y ella nos instó a seguir adelante. Dios nos va a ayudar, ya estamos acá, vamos a hacerlo. Y así hicimos las dos conferencias, una en el Cantegrill Country Club y otra en la Municipalidad de Maldonado, y fueron un éxito. Después de eso, Mataji me pidió que me contactara con alguien de la Intendencia para visitar una cárcel. Yo muchas ganas de ir a una cárcel no tenía: nunca había ido a una y siempre las había mirado de afuera. Hay toda una serie de prejuicios que uno tiene con respecto a estas instituciones. Pero pregunté y me dijeron que no había ningún problema. Entonces acudimos al instituto penal ubicado en el camino entre Maldonado y San Carlos, una cárcel muy pequeña con aproximadamente 120 internos. Entramos y nos recibieron muy bien, pero nos dimos cuenta de que los internos habían sido un poco obligados a asistir a la charla de Mataji, algo completamente lógico teniendo en cuenta que no la conocían, y pude ver el escepticismo en las caras de los presos, como diciendo: "Y esta viejita qué nos vendrá a vender". Hay que acordarse que a las cárceles acuden gentes de todas las religiones para ganarse adeptos. Por eso había una actitud de condescendencia hacia Mataji, y la gente se resistía a aflojarse y escuchar lo que había venido a decir. Hasta que hizo la prueba de la fuerza de la palabra con los brazos, que consiste en elegir a una persona y hacer que levante los brazos estirados hasta la altura de los hombros y decirle, primero, toda suerte de bondades y elogios, mientras se ponderan su persona, sus actitudes y accionar. Luego se procede a intentar bajarle los brazos pidiéndole al sujeto que ponga resistencia, y éste logra mantenerlos elevados con éxito. Después se realiza el mismo ejercicio, pero esta vez descalificando al sujeto que tiene los brazos levantados, criticándolo y acusándolo de las peores vilezas. Cuando se le pide que se resista al tratar de bajarle los brazos, el sujeto fracasa y sus brazos descienden con una rapidez asombrosa.

En el momento en que hizo la fuerza de la palabra, los internos no podían creer que una "viejita" le había bajado los brazos tan fácilmente a uno de ellos, por lo que decidieron mandarle al más fuerte de los compañeros, un hombre fornido con músculos impresionantes —Mataji le llegaba al ombligo—. Nuevamente, ella repitió la prueba de la fuerza de la palabra, y le bajó los brazos al gigante. El hombre no lo podía creer y le pidió que lo intentaran otra vez. Ella lo hizo, insistiendo con los improperios y críticas, y lo logró una vez más. Ahí se los ganó a todos, y comenzaron a prestarle atención.

Ya casi al final de la visita, Mataji los invitó a un patio para hacer una clase de Yoga, con permiso del oficial a cargo. En ese momento yo me di cuenta de que se había generado un clima especial, algo raro estaba pasando, pero había mucha paz. Cuando Mataji terminó la relajación, los hizo sentarse y los condujo hacia una pequeña meditación, y en ese momento sentí que una energía atrapante había comenzado a tomar posesión firme del lugar, había mucha tranquilidad, y yo comencé a percibir la presencia de Dios en ese lugar. Y cuando terminó, Mataji se fue acercando uno a uno para darles un beso y un abrazo, y a medida que se iba alejando, los hombres se ponían a llorar. Pensemos que estaban participando entre treinta y cuarenta personas, y la mayoría estaba llorando. Yo sentí que estaba en otro tiempo y lugar; no fue una experiencia terrenal. Cuando salí de allí, dije: "Mataji, yo quiero colaborar con usted. Yo quiero ayudarla con su trabajo". Y ella me dijo: "David, usted ya está colaborando". Y después de sólo un mes de estar trabajando con ella, yo le confesé: "Mataji, usted abrió puertas en mí que no sabía que existían. Y ahora que se han abierto, no quiero que se cierren"...

El discípulo recibe a su maestro cuando está preparado para recibirlo. Y el maestro llega al discípulo cuando tiene que llegar. A través de las actitudes, las enseñanzas, la forma de vivir, una persona despierta la admiración de la gente que está a su alrededor y es elegida por ella para ser su maestro; siempre es el discípulo quien elige al maestro.

El maestro no cambia a una persona en su esencia, sino que toma al alumno como si fuera una piedra informe y lo va tallando hasta que aparece la forma que siempre estuvo latente dentro suyo. El tiempo de esculpir difiere de un discípulo a otro, y depende de las condiciones que trae el alumno.

El maestro, además, pone a prueba al discípulo permanentemente. Estudia su reacción y pone metas cada vez más altas. A veces uno no entiende las actitudes de su maestro, hasta que se da cuenta de que hay dos grandes tipos o clases de enseñanza: la primera, cuando nos enseña todo lo que debemos hacer; la segunda, cuando nos enseña todo lo que no debemos hacer.

El maestro es el que ayuda a abrir puertas que están dentro del discípulo y que éste no sabe o no puede abrir. Es quien da un sentido positivo a la vida; quien ayuda a conectarlo con su verdadera naturaleza de amor y paz. El maestro es quien incita al discípulo a liberarse, y lo hace por medio de su forma de actuar; es quien no crea dependencia cuando es un verdadero maestro, sino que permite que el alumno conserve su libertad. El verdadero mentor es el que da todos los instrumentos que le hacen falta para que el alumno pueda caminar solo; sabe escuchar, aun las palabras que no son agradables, y es humilde, porque sabe que por estar en esta tierra tiene también mucho que aprender.

La gente idealiza al maestro, cuando en realidad se trata de un ser humano igual a todos los demás, sólo que en un nivel un poco superior. Si no tuviera algo por corregir, no estaría en

113

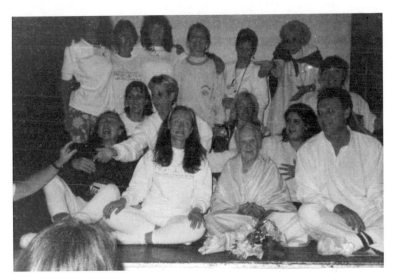

Mataji al final de una charla

este plano. Una vez, un alumno se desilusionó tanto por enterarse de que Mataji comía a veces chocolate, que dejó de venir. A pesar de tener un régimen de vida ascético, Mataji prueba a veces el azúcar, el chocolate, el café. En el caso de ella, los necesita porque sufre de baja presión. Pero más allá de esto, no hay que quedarse en estos aspectos formales. Mataji también

Había un discípulo que pasó muchos años tratando de adivinar los acertijos de su maestro, pero no lograba penetrar el misterio de sus enseñanzas. Finalmente, después de muchos años logró encontrar las respuestas que se le planteaban. Pero cuando se acercó al maestro, orgulloso de sus logros, el maestro, en lugar de elogiarlo, le propuso una nueva serie de acertijos. Entonces el discípulo se enojó.

—¡No es justo! —exclamó—. Ahora que me aprendí todas las respuestas, usted me cambió todas las preguntas...

usa tapado de piel, por sufrir del frío. No hay que tener preconceptos de cómo debe actuar el maestro. El extremismo, la ortodoxia, son incompatibles con el amor y la luz. Y la persona se puede olvidar del mensaje por quedarse en los aspectos más superficiales. Hay que tomar lo mejor del maestro, y dejar que éste trabaje sobre sus aspectos más débiles.

Mataji siempre dice: "Mejor un buen libro que un mal maestro". Hasta hace muy poco no había títulos oficiales, lo cual permitía que cualquiera se pusiera a dar clases de Yoga. Estamos hablando de gente que no cuenta con una formación mínima, que cree que porque se ha destacado en otros ámbitos puede dar clases de Yoga. Y así como se puede hacer mucho bien, también se puede hacer mucho mal. Mataji siempre pregunta: ¿Quién fue su maestro? Y no sólo averigua por la persona sino por la experiencia y la formación que tiene en Yoga. Algunos creen que porque estuvieron en contacto con Mataji en alguna oportunidad, sacándose alguna foto, participando de alguna charla, o porque ella les dio un abrazo, ya tienen la legitimidad suficiente para dar clases de Yoga.

La energía de los maestros

"Si usted está siempre en la compañía de personas vulgares, bajas, sin ideales, comenzará a parecerse a ellas, comenzará a usar sus expresiones y adoptar sus gestos. Algo de lo que aquellas personas son o hacen siempre se le pegará. Por eso hay que buscar la buena compañía, aquella que sólo nos pueda dar cosas buenas. Uno siempre debería estar rodeado de personas elevadas espiritualmente, y en ese sentido, los maestros irradian una energía que, si es auténtica, pasa a los alumnos."

Este año estuvimos seis días en el Ashram de Satchidananda, participando en un seminario de meditación. Cuando terminó la semana y volvimos a Buenos Aires a retomar nuestro trabajo con los alumnos, ya no podíamos dar la misma clase. Él no nos dijo, ni nosotros le preguntamos nada. Era sim-

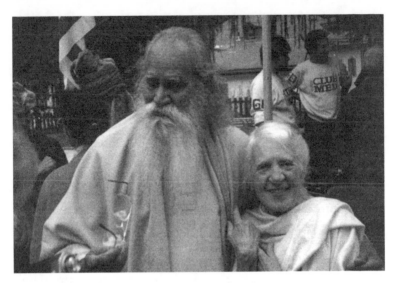

Con Swami Satchidananda

plemente la energía que tomamos del lugar que nos predispuso de una forma totalmente distinta a la que teníamos antes de ir a verlo. Nuestros estados energéticos cambiaron, volvimos con ganas de dar las clases de un modo más tranquilo, ya no podíamos hacer lo que hacíamos antes. Eso es lo que sucede cuando estamos en un determinado ambiente: nos contagiamos de la energía que allí reina.

Los guías espirituales de Mataji

Todavía era muy joven cuando Mataji empezó a sentirse atraída por la India. Un día dio con un ejemplar de una traducción rusa de las *Cuarenta lecciones sobre filosofía yogui y ocultismo oriental* que le abrió un mundo completamente nuevo y ajeno a todo lo que había vivido hasta entonces. Nunca antes había tenido contacto con nada que fuera oriental y, sin embargo, había algo que también era extrañamente familiar en todo ello. Lo cierto es que a partir de ese momento Mataji sintió

—¿Qué es un **swami**, Mataji?

—Un **swami** es como un monje que puede pertenecer a una orden o caminar de un lugar a otro sin pertenecer a ninguna regla en particular. Un swami tiene que renunciar a toda la vida mundana, incluso a la familia.

—¿Y qué es un guru, Mataji?

—Es el que lleva al discípulo de la oscuridad a la luz; es un maestro espiritual. También lo podemos definir como aquel que disipa las tinieblas.

No todo guru es un swami y no todo swami es un guru.

—¿Y un yogui?

—Es una persona que practica exclusivamente Yoga y nada más.

deseos irrefrenables de visitar la India y comenzó a interesarse cada vez más en todo aquello que pudiera enseñarle algo más sobre este país.

Fue unos años después, cuando veraneaba junto a su madre en Lituania, que leyó un folleto anunciando una asamblea de la Orden de la Estrella a la que asistiría el joven maestro hindú Krishnamurti, y decidió asistir a ella, movida por su deseo de conocer a un verdadero maestro de la India.

El evento se realizaba en Ommen, una pequeña ciudad holandesa, y hasta allí se dirigió Mataji, llena de curiosidad y expectativas. Lo que experimentó en esos días fue algo totalmente distinto a lo que jamás había vivido. Por empezar, más de cuatro mil personas se habían con-

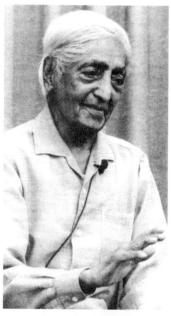

Krishnamurti

117

gregado para escuchar a Krishnaji, las cuales vivían en carpas, conformando un vasto campamento. Se dormía en catres de campaña y cada uno lavaba sus propios platos después de las comidas.

Allí en Ommen tuvo mi maestra la primera experiencia con la meditación, que como le explicaron, no es lo mismo que rezar, ya que el sujeto debe apagarse al mundo exterior para encontrar a la divinidad dentro de sí. Pero en lugar de sentir que el corazón y la mente se sosegaban, Mataji se sintió sumamente turbada. El caso es que cuando Krishnaji empezó a entonar un mantra en sánscrito, sintió algo familiar, como si ya hubiese pasado por experiencias similares. Cuando terminó la meditación, ella se dirigió a su tienda y lloró desconsoladamente.

A partir de este momento, la vida de Indra Devi cambió para siempre. Se acabaron la ansiedad y el temor, sentimientos que había albergado dentro de sí desde muy niña, y se apoderó de ella una alegría indescriptible. Por primera vez en su vida, se sentía libre y completamente feliz. Krishnamurti fue el maestro que la inició en el camino del espíritu. Fue él también quien le enseñó su primera lección del desapego, que le sirvió en muchas ocasiones para liberarse del sentimiento de desesperación y angustia en el que se veía sumida.

Unos años después conoció el Yoga junto al Swami Kuvalayananda, un hombre que tenía gran prestigio como especialista serio y profundo en el Yoga. Era el único que utilizaba métodos e instrumentos occidentales para desarrollar su trabajo científico sobre los efectos de las posturas y de la respiración completa. Poseía un centro en Bombay para todas aquellas personas preocupadas por su salud física y otro en las montañas para los interesados en las etapas más avanzadas del Yoga. Fue con Kuvalayananda que Mataji aprendió que el Yoga era diferente de cualquier otro sistema de trabajo físico, ya que los ejercicios eran mucho más que mera gimnasia, y que coordinados con la respiración rítmica y completa tenían efectos fisiológicos y psicológicos de gran importancia.

También Sri Krishnamacharya la tuvo a Mataji como discípula durante sus primeras incursiones en el Yoga. Fue él quien

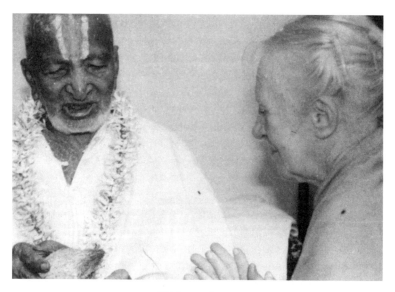

Krishnamacharya

le enseñó que no debía ingerir comida muerta, y no sólo carne sino todo alimento que ya no tiene vida y que ha perdido las enzimas y vitaminas, conservando sólo las calorías, como por ejemplo, el azúcar blanca, la harina blanca, el arroz blanco y todo lo que viene en latas, botellas y demás envases. Junto a Krishnamacharya aprendió la postura de Parada de cabeza y se adentró en los secretos de la respiración a través de la práctica del Pranayama. Mataji quedó muy agradecida a Sri Krishnamacharya por todo lo que le había enseñado, fundamentalmente por la confianza que tuvo en ella al instalarla a enseñar Yoga en la China, el siguiente destino de su marido. Antes de despedirse, le explicó con todo detalle la influencia que las respiraciones, los ejercicios, los relajamientos y la dieta tienen sobre las glándulas, órganos, nervios y mente humana.

Mataji siempre dice que su guru y ángel protector fue Swami Vivekananda, a pesar de que nunca llegó a conocerlo, ya que él salió de este mundo cuando ella tenía sólo tres años. Vivekananda fue el primer monje hindú que difundió el mensaje del Yoga fuera de la India y resultó ser la gran revelación en el

Congreso de Religiones de Chicago de 1893. Divulgó la sabiduría del Raja Yoga, el Yoga de la meditación, para mejorar la calidad de vida de las personas, aunque no hacía distinción entre el Hatha Yoga y el Raja Yoga, es decir entre la parte física y la meditación. Él dijo: "El Yoga es un sendero para la vida interna, y la práctica puede abrirnos puertas que no sabíamos que teníamos". Swami Vivekananda tenía un profundo sentido ecuménico y aceptaba a todas las religiones por igual, aunque sentía una particular afinidad por el cristianismo.

—Mataji, ¿por qué siente que Vivekananda es su ángel protector?

—Cuando fui por primera vez a los Estados Unidos, una vidente se acercó a mí y me dijo: 'Tengo un mensaje de Swami Vivekananda. Él murió joven y no alcanzó a hacer algo y quiere que usted lo haga'. Yo no sabía a qué se refería, sobre todo porque Vivekananda había dejado los Vedanta Centers esparcidos por todos los Estados Unidos, que bien podrían haberse ocupado de sus asuntos inconclusos. Pero la vidente me respondió que me enteraría con el tiempo. Más tarde, otra vidente me repitió el mismo mensaje. Recién cuando me encontré con Sai Baba en la India pude darme cuenta de cuál había sido esa misión tan importante. Yo continuaría con el trabajo que él había comenzado para tratar de integrar las distintas ramas del Yoga, porque el Yoga es como un árbol que tiene muchas ramas y no podemos determinar cuál es la mejor. Aunque nunca lo conocí, me conecto mentalmente con Swami Vivekananda y siento su presencia tan cerca como para tocarlo con mi mano. A veces le hago preguntas y él me responde, a pesar de que él murió cuando yo era tan chica.

Otro gran maestro fue Sai Baba. Nacido en 1926, anunció a muy temprana edad (tenía sólo catorce años) que había venido a restaurar el dharma —la justicia y la moralidad—, a defender la fe, a establecer el reinado del amor, la verdad y la paz, a ayudar a la gente a realizar su verdadero origen espiritual, y a proteger y guiar a sus devotos. Era además un hacedor de milagros, pudiendo en una sola maniobra producir para sus fieles cenizas sagradas (vibhuti), y objetos de oro, plata y piedras preciosas, sin aceptar nada a cambio. A partir de ese momento fue seguido por millones de fieles en todo el mundo.

En 1966 Mataji viajó a la India con el propósito de organizar meditaciones sobre la Luz, y fue invitada a varios templos y sociedades espirituales. En una incursión que hizo al sur de este país en esa oportunidad, el escritor Howard Murphet le habló de Sai Baba, refiriéndose a él como el "más grande personaje en el firmamento espiritual de la India". A partir de allí, toda persona que conocía se refería a Sai Baba como si fuera un dios que podía hacer cualquier milagro, curar cualquier enfermedad, saber el futuro y el pasado de las personas y que distribuía obsequios a la gente, sin esperar nada a cambio.

En una oportunidad, con motivo de celebrarse un festival, Sri Sathya llevó a todos los que viven en el Ashram, alrededor de quinientas personas, hasta el río. Se sentaron entonando canciones de devoción y Baba, en la arena, dibujó una imagen de Dios, un cáliz y una cuchara grande. Y uno por vez los fue sacando de la arena. Luego, puso su puño sobre el cáliz y lo llenó de amrita, especie de néctar, y comenzó a repartirlo entre los que allí estaban. El cáliz tenía néctar como para veinte personas, no para quinientas. Así que cada vez que se vaciaba, Sai Baba lo tocaba y éste se llenaba nuevamente.

El hecho es que poco a poco Mataji sintió la necesidad de conocer a este maestro y se dirigió a Puttaparthi, una ciudad al sur de la India, donde se encontraba su Ashram (hasta allí vienen a diario miles de personas a verlo de todas partes del mundo). Cuando ella llegó, lo fue a buscar al templo donde Baba estaba entrevistándose con la gente que lo había ido a visitar y se sentó afuera esperándolo. Al verlo, fue gratamente sorprendida: en nada se parecía a las horribles fotos que de él ella conocía. A pesar de que el horario de las visitas había concluido, Sai Baba le hizo un gesto con la mano invitándola a pasar al lugar donde se entrevistaba con la gente. Se puso de pie, y tuvo la sensación extraña de que su cuerpo se estiraba para arriba. En ese momento, abrió los ojos y vio a Swami enfrente de ella, repitiendo el episodio que Mataji acababa de ver en su conciencia. Él le hizo la misma seña y ella se puso de pie y

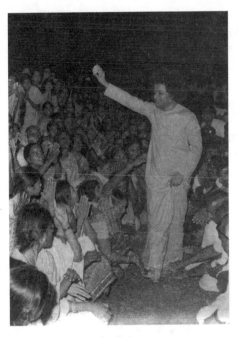
Sai Baba

sintió como si su cuerpo se tumbara para atrás. Luego caminó, pero no sentía la presión de sus pies en el suelo, y si no fuera por las personas que estaban atrás, se habría caído.

Cuando estuvo frente a Sai Baba, mi maestra le dijo: "No sé por qué estoy aquí. Ya estaba volviendo a México, pero sentí deseos de venir a verlo".

Fue Bagaván quien le hizo ver a Mataji que tenía una misión para cumplir y que podía comunicarse con él cuando lo deseara. Luego movió su mano en círculos y materializó una pequeña medalla mientras decía: "Téngala junto a usted cuando medite". Luego hizo otro movimiento con las manos y cubrió la medalla con ceniza sagrada. Ella quedó impactada por estos sucesos. Había escuchado que Sai Baba podía hacer estas cosas, pero nunca imaginó verlo con sus propios ojos. Cuando se alejó de ese lugar, llevó consigo una sensación increíble de bienestar. A partir de este encuentro, él fue su inspiración para que ella comenzara a desarrollar una nueva visión del Yoga: el Sai Yoga.

Sai Baba, como Swami Vivekananda, es ecuménico. Dentro de su escudo, el Sarvadharma, están representadas las principales religiones. Su credo es la sabiduría universal:

Hay un solo lenguaje y es el lenguaje del corazón.
Hay una sola religión y es la religión del amor.

122

El amor hacia todas las personas y todas las religiones. Hay un solo Dios, y es omnipresente. Hay una sola casta, y es la casta de la humanidad.

En otra oportunidad, Sai Baba le materializó un anillo a Indra Devi. Lo sacó del aire, con un movimiento de sus manos: era un anillo de zafiros. Mataji lo aceptó, pero cuando estuvo en privado, les dijo a sus amigos: "La verdad es que a mí este anillo, no me gusta."

Al día siguiente fue a otra reunión con Sai Baba y éste le pidió que se acercara y le dijo: "Déme el anillo, yo sé que no le gusta este anillo". Lo sopló y se lo cambió por uno de diamantes. "Pero Swami —le dijo ella—, ¿sabe una cosa?, yo no uso joyas."

Él le dijo: "Ésta no es una joya; es para protegerla. Cada vez que usted la necesite, mire el brillante y me verá a mí y ningún mal vendrá a usted."

Y hasta el día de hoy Mataji usa este anillo. Sai Baba también le regaló un japa mala —un collar de cuentas como un rosario, que sirve para repetir el mantra y meditar—. Y cuando se lo dio, le dijo que tenía propiedades curativas. Y ella ha podido comprobar los efectos curativos del japa mala.

Lo más importante en un maestro no son sus materializaciones. Estas pruebas son simples manifestaciones externas de su poder interno, por medio de los cuales el maestro atrae a la gente en las etapas iniciales. Lo realmente esencial es que el maestro pueda ayudar a producir cambios en la vida de quienes lo siguen. No hay que quedarse en la magia sino pasar al mensaje, que es uno de Amor, como el que predicaron todos los grandes maestros de la humanidad y que tanto nos cuesta poner en práctica.

Mataji nunca dependió de sus maestros. Tomaba lo que necesitaba y seguía avanzando. Cuando se separó físicamente de Sai Baba y le preguntaban por él, Mataji respondía: "Yo me siento tan unida a Sai Baba espiritualmente, que no necesito estar ante su presencia física para sentirlo, él siempre me acompaña".

Sai Yoga

—¿Qué es el Sai Yoga, Mataji?

—El Sai Yoga es un enfoque diferente del Yoga que se caracteriza por la actitud contemplativa y meditativa de las posturas o Ásanas. En el Sai Yoga se efectúa una especie de autoanálisis mientras se realizan las Ásanas, sin que por ello éstas dejen de ejercer sus efectos benéficos sobre el cuerpo y la mente.

El Sai Yoga es lo que diferencia a Mataji de otras corrientes del Yoga, ya que fue ella quien le dio forma y afirmó sus características. En este tipo de Yoga, cada postura se corresponde con las diferentes actitudes que uno tiene ante la vida.

¿Cómo llegó Mataji al Sai Yoga? Cuando vivía en Tecate, México, cierto día en que estaba dando una clase de Yoga como parte de un curso anual para maestros, los estudiantes se preparaban para practicar el Yoga Mudra y ella comenzó a explicarles lo que irían a sentir al realizar y mantener la postura.

Cuando terminó ese ejercicio, había un clima extraordinario en la sala y una alumna le preguntó:

—Mataji, jamás me había sentido así en mi vida... ¿Qué es esto tan maravilloso?

> Digamos que estamos haciendo la postura de la vela. Entonces tal vez le sugiera que usted mismo es una vela blanca y recta en el templo de la Luz, y no está solo, hay otras velas y nunca se apaga la Luz. Y la gente que pasa por el templo y contempla las velas, piensa: "¿Cómo es posible que esta vela nunca se apague...? Siempre está prendida..." Y su ejemplo les da fuerza a ellos para seguir buscando la Luz eterna y divina. Y luego, cuando termine, acuéstese y entone el OM y regrese lentamente del mundo en donde estuvo meditando.

—Es el Sai Yoga —contestó Mataji sin vacilar, pero sorprendida ante su propia respuesta.

Los alumnos querían saber más:

—¿Se lo enseñó Sai Baba? ¿Cuándo fue eso?

—En este preciso instante —volvió a responder Mataji.

Nadie se sorprendió de su respuesta, ya que todos sabían que era discípula de Sai Baba, un maestro hindú que es seguido por millones como si fuese la misma encarnación divina. Sai Baba puede curar y realizar milagros; conoce el pasado, presente y futuro de las personas y puede escuchar los ruegos de alguien a miles de kilómetros de distancia.

La próxima vez que viajó a la India, Mataji le pidió permiso a Sai Baba para nombrar el método descubierto como Sai Yoga, y le fue concedido.

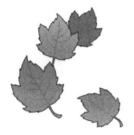

8. Dar Luz y Amor

Todos los grandes —Buda, Jesús, Mahoma, la Madre Teresa— tienen el mismo mensaje, que puede sintetizarse en esta pequeña frase: *Dar Luz y Amor*. También es éste el fundamento de las enseñanzas de Mataji: Dar Luz y Amor: A los que te quieren y a los que no te quieren. A los que te hacen daño y a los que te hacen el bien. A los que conoces y a los que no conoces. El volumen de Luz y Amor que se entrega no es el mismo para todos, pero siempre es Luz y Amor. ¿Acaso Cristo no dijo: "Cuando alguien te pegue en una mejilla, muéstrale la otra"? Pero la gente no sólo no hace esto, sino que pelea en nombre de Cristo.

La persona que se niega a recibir amor, sufre. En ocasiones, su chispa divina está tapada con sentimientos negativos, y es tan grande su ceguera, que sus ojos no le permiten ver; tan grave su sordera, que sus oídos no le dejan escuchar; y tan oscura su existencia, que su corazón no puede sentir el Amor y la Luz de quienes lo rodean.

Pero poco a poco, a través de la meditación, con buenas lecturas y con amor, se puede cambiar y crear un nuevo ser

---

—¿Cuál es la fuerza más grande en nosotros?
—El amor.
Mataji dice: "Amor a todos sin que importen la raza, la casta, la religión ni la edad".

luminoso. La fuerza del amor es tan grande que, para quien la tiene, nada es imposible. No hay fuerza que pueda con el amor; si todos lo damos, el mundo se transformará de una vez y para siempre.

Una vez, charlando con un señor, éste dijo:

—Yo soy cristiano.

Y Mataji le preguntó:

—¿En qué se manifiesta?

El señor respondió:

—Estoy bautizado.

—¡Ah! —dijo Mataji—. Usted ni se acuerda de ello. La mayoría de los cristianos vive según la ley mosaica: ojo por ojo; diente por diente... Pero, ¿qué dijo Cristo?: Poner la otra mejilla. ¿Lo hacemos? ¡No! ¡No lo hacemos!

Y algunos vienen y me dicen: "¿Cómo dar luz y amor a los que no conozco?" Y yo les cuento cómo me hago amiga de los taxistas. Después de cada viaje en taxi, salgo, pago, y le doy un beso al taxista, y una vez uno de ellos empezó a llorar... ¿Por qué no? Hay que quitarse la cortina que uno se pone delante. Yo la tenía muy espesa...

"¿Cómo puedo contrarrestar la energía negativa, ya que soy muy influenciable?" A veces los mismos padres o una amiga con buenas intenciones nos dicen: "No vas a poder, esto no es para vos", y es difícil no dejarse abatir por la sensación de derrota. ¿Qué hacer entonces?

Lo primero es decir: "Gracias, me gusta mucho oír tus palabras, agradezco tus buenas intenciones y tu preocupación". Tratar de no perder la alegría. Hay que responder siempre a la agresión con luz, paz y amor.

Es tan lindo abrazar a la gente, no importa a quién, ni dónde está uno. ¿Saben qué significa la ternura? Amor, caricias, dulzura. Todas las personas necesitan un poquito de ternura, hasta los animales y las plantas.

Mataji siempre se acuerda de una planta que estaba a la entrada de la casa del doctor Alwyn, un amigo de su esposo, y cuando comentó: "¡Qué bonita planta!", el dueño respondió: "Mi esposa quiso tirarla porque estaba muy mal, pero yo le dije: ¿Me das dos semanas? Y cada vez que entraba o salía le hacía una caricia, nada más. La planta resucitó, se puso hermosa..."

¿Le gustaría que alguien se le acercara en la calle y le ofreciera una flor? Lo más seguro es que sí. ¿Entonces por qué no lo hace? *Es lo más lógico: hacer por el otro lo que le gustaría que hicieran por usted, y no hacerle al otro lo que no le agradaría que a usted le hicieran.* Tiene que pensar no sólo en su propio placer, sino en el gozo que puede dar a los demás, y no sólo a sus amigos y familia, sino a todos.

Hace unos días, cuando terminé de comer y me estaba por ir, Paula, mi hija, estaba en su dormitorio estudiando. Pero cuando bajaba la escalera pensé: "Tengo que ir a saludar a Paula". Entonces entré en su habitación y ella me miró y empezó:

—Pa, no seas cargoso... Tengo que estudiar muchísimo...

—Paula —le respondí—, nada más vengo a decirte que te quiero.

Le di un beso y me fui.

El ser humano necesita la ternura, el apoyo y el amor de quienes lo rodean para poder enfrentar las situaciones difíciles en la vida. Y también el que los da se siente mejor. Además, uno nunca sabe cuándo va a ser la última vez que le hará una caricia a un ser querido o la recibirá de él.

Mataji suele repartir flores en la calle Echeverría, donde ella vive, y la gente a veces la mira con incredulidad, o no las acepta. ¡Cuántas veces sale y empieza a repartir flores a la gente que pasa! En esos momentos me parece como si Papá Noel hubiese llegado al barrio de Belgrano antes de las fiestas. Cuánto me costó entender esta actitud de Mataji; al principio me daba mucha vergüenza por lo que la gente podía decir o interpretar. Y a veces al llegar a un restaurante, ella pasaba por las mesas abrazando, besando y regalando flores; ¡en cuántas ocasiones fuimos testigos con Iana de escenas conmovedoras, totalmente espontáneas, donde la llama del amor surgía con todo su esplendor!

Si tiene una dificultad con alguien, trate de aclarar los términos en el mismo día en que sucedió el desacuerdo; de esta

—David, ¿vos me querés? —me preguntó Iana un mediodía.

—¿Cómo no te voy a querer? ¡Yo te adoro!

—Pero nunca me lo demostrás...

—Pero lo demuestro en todos mis actos... ¿Acaso no vamos de vacaciones juntos, nos llevamos bien, trato de que no falte nada para la casa, y acaso tu madre no vive con nosotros? ¿Qué mayor demostración de amor me pedís?

—David —dijo ella— Yo sé lo que vos me decís, pero yo necesito que vos a veces me digas: ¡Qué guapa que estás hoy! ¡Qué lindo vestido tenés!

Entonces me excusé:

—En mi casa nunca me lo enseñaron...

Ella replicó:

—Pero yo lo necesito. Vos ya no estás en la casa de tus padres, entonces ¿por qué no hacemos las cosas que nos agradan a los dos?

A los dos días apareció Iana con lo que me pareció a simple vista un vestido nuevo, y yo me acordé de nuestra conversación y me acerqué a ella.

—Iana, se te ve muy guapa, hoy. ¡Qué lindo tu vestido nuevo!

Ella respondió:

—David, hace tres años que tengo este vestido...

Luego se rió y me dijo:

—Yo sé que estás tratando de cambiar, y eso es lo que importa...

A partir de este momento comencé a ser mucho más observador, y sobre todo a expresar mi cariño de una manera diferente, y no como antes, cuando lo daba por sabido...

manera la mala voluntad y sus consecuentes tensiones no echarán raíces. Un modo muy hermoso de poner fin a una desavenencia consiste en enviar flores con una carta a la persona con la que discutió. Luego, si la persona no quiere reconciliarse, envíele simplemente pensamientos de Luz y Amor. No guarde rencores ni enfados, ya que sólo se volverán contra usted, oscureciendo su vida. Aproveche la noche, cuando las estrellas brillan y la luna ilumina la Tierra, envíele a esa persona que duerme toda la Luz y el Amor, y no pondrá resistencia.

Una vez vino Rosita, la persona que colaboraba con Mataji cuando ella vivía en México, y le dijo:

—Mataji, hay una persona que conozco, que me hace tanto daño que voy a perder todo lo que tengo. ¿Qué hago?

Y Mataji le replicó:

—Mándele Luz y Amor. No se puede hacer otra cosa.

—¿¡A ella!?

Rosita se resistía, pero lo terminó haciendo. Pasaron dos años, y un día la otra persona la llamó pidiéndole perdón por todo el daño que le había hecho. Al final, se hicieron socias. Porque como dice Mataji: "No hay personas malas; hay hechos malos".

Luz y Amor son más fuertes que la oscuridad y el odio. Supongamos que usted tiene tres cuartos: uno está oscuro durante un año; otro, durante un mes, y otro, por una noche. Si

En el Lejano Oriente tienen una costumbre encantadora y muy sencilla: consiste en tener en el hogar una bandejita con dos pequeños candelabros. Cuando hay una pelea en el matrimonio, y ninguno de los dos quiere romper el silencio, lo único que tienen que hacer él o ella es encender una vela para mostrar su deseo de terminar con la disputa. Cuando el otro prende la otra vela, entonces ambos saben que la rabia ha terminado y pueden sentarse a conversar con más serenidad. Por supuesto que a veces permanece una sola vela prendida durante varios días... Pero eso no importa. Tarde o temprano la otra vela también arderá. Cabe decir que en el país en el cual se originó esta costumbre, la pareja deberá arrodillarse frente al altar de su hogar, para agradecer el haber salido de la oscuridad y alcanzado la luz.

INDRA DEVI

usted viene con la misma luz a iluminar cada uno de estos cuartos, ¿notará la diferencia, o no? No. Usted entra con la luz e instantáneamente cada esquina quedará iluminada, sin que la afecte el que haya estado oscura un año o un mes.

A veces nos preguntamos si con nuestro pensamiento occidental, amantes de todos los lujos y comodidades, de valorar más el tener que el ser, podremos llegar a cambiar. Y la respuesta es sí. Si queremos, podemos cambiar, porque solamente depende de nosotros.

Es sencillo: todos los días, en la noche, revise su día pensando: ¿Qué hice yo hoy para que la luz brille más y para que la oscuridad disminuya? ¿Tuve una sonrisa para mi mujer? ¿Fui paciente con mi hijo? ¿Llamé a aquel amigo preocupado?

Cuando tenga la oportunidad, siéntese, cierre sus ojos y repítase a sí mismo: yo soy el Amor, yo soy la Luz... Imagínese que tiene en el corazón la chispa divina que es Dios.

Mirando el cielo y las estrellas escoja una estrella, la que más le guste, y sienta el deseo de que descienda y piense, verdaderamente, en bajar esa estrella lo máximo posible hasta que la sienta sobre su pecho y desaparezca en su corazón y todo su ser se llene de felicidad porque éste es el día en que la estrella entró en su corazón para vivir allí.

Así es como se da cuenta de que necesita cambiar muchas cosas en su vida diaria para que la luz de su estrella permanezca allí; de otro modo, la estrella se irá poco a poco, dejando un enorme vacío.

De pronto, se sentirá inmensamente feliz sabiendo que tiene la luz en su corazón y que puede crecer más y más, haciéndola brillar a través de sus ojos, hechos, palabras y pensamientos; sabiendo que no estará nunca más solo, que siempre tiene luz aun si es de día, la que le permitirá liberarlo de los malos pensamientos.

Y hablamos con esta luz, que es nuestra estrella y está en nuestro corazón.

Dejamos a un lado lo que no tiene importancia.

Y que Él nos guíe para acercarnos a lo que es divino y eterno:

De lo irreal a lo real	Asatoma Sat Gamaia,
De la oscuridad a la luz	Tamasoma Yotir Gamaia
De la muerte a la inmortalidad...	Mrirtiorma Amritam Gamaia
	Aum Shanti Shanti Shanti

El poder del abrazo

Mataji es una persona que gusta de los afectos. Le gusta dar pero tiene cuidado de cómo, cuándo y de quién recibe. Mucha gente quiere abrazarla, darle palmadas, frotarle la espalda, apretarla, y esto le molesta. Creen que de este modo recibirán su energía. Pero ella dice que no puede darle energía a nadie. Cada uno a través de sus propias actitudes, pensamientos y acciones va elaborando energía, que emana de la pureza interior de uno mismo. Aun así, ella le da abrazos a todo el mundo.

Ya hace unos cuantos años atrás la invitaron a un programa que el periodista Mauro Viale conducía en ATC y que se transmitía los sábados por la tarde. Al principio, por las características del programa, me tomé mi tiempo para aceptar. Finalmente lo hice, pero con cierto recelo, ya que el tipo de personajes interesantes que asistía al programa no coincidía con el perfil de Indra Devi.

Al llegar, descubrí que entre los productores del mismo se encontraba un amigo personal de mi juventud. Charlé con él, y le pedí por favor que trataran a Mataji con el respeto que se merecía. El programa se desarrolló muy cordialmente hasta que al final el conductor le preguntó si ella transmitía energía, a lo cual ella respondió:

—Sí, y la forma más rápida es a través del abrazo.

—¿Y cómo es eso, a través del abrazo? ¿Cómo lo puede demostrar?

—Ahora mismo —respondió Mataji—. Párese.

Se pararon, ella tomó las manos del periodista e hizo que rodearan su cintura, y a su vez ella lo envolvió en un prolongado y tierno abrazo. Permanecieron en vivo durante unos minu-

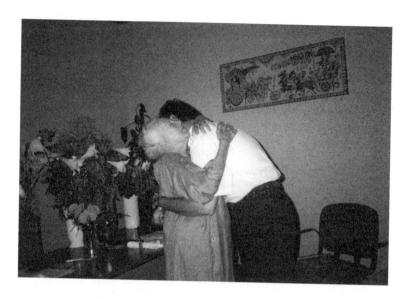

tos en total silencio. Con esa imagen terminó el programa. Y durante esos breves instantes, cambió la atmósfera del estudio de grabación. Mauro Viale admitió que había recibido esa energía de la cual hablaban, pero además algo especial había en el ambiente después de dicho abrazo, ya que para salir se formó una larga cola de la gente que estaba trabajando en el set, y Mataji tuvo que abrazar uno por uno a la casi treintena de personas presentes, muchos de los cuales lloraban de emoción. La repercusión fue no sólo en el canal, sino también en la charla a posteriori que ella dio en la sede de la calle Azcuénaga 762, donde se formó una larga cola de más de dos cuadras. Y todos venían por lo mismo: el abrazo.

Después de un tiempo, apareció un señor en otra de sus charlas cuando ya estaba por terminar la plática, y yo le dije:

—Señor, la charla está a punto de terminar, pero si quiere pasar, hágalo.

—Mire —me respondió él—, no importa si la charla termina, yo sólo vengo por un abrazo igual al que le dio a Mauro.

Todos necesitamos afecto. Los seres humanos necesitan ternura. Los animales necesitan cariño. Las plantas necesitan nuestro cuidado. Y todos los objetos a nuestro alrededor mere-

133

cen ser tratados con delicadeza. Aun las cosas inanimadas reciben la energía que nosotros les transmitimos.

La gente y yo

El pudor y la vergüenza nos separan de la gente. Hay gente que se le acerca a Mataji y le dice: "Me siento sola". Y ella le responde: "¿Cómo puede estar sola? Hay tanta gente por la calle. Tanta gente que necesita un poco de afecto, un poco de su tiempo. Y usted se lo puede dar. Lo que pasa es que usted levanta una cortina entre usted y el mundo; pero puede salir, debe salir".

La timidez, el miedo al qué dirán, nos alejan de los demás, y el resto de las personas necesita lo mismo que necesito yo. Una palabra de afecto, una sonrisa, una galantería hacen que el otro sonría. "Qué lindo verte hoy", "Te extrañé", "Me siento más feliz porque has venido".

¿Cuesta tanto? Una persona tiene que aprender a ser libre. No pensar en lo que la gente pensará de lo que diga.

Una señora se acercó una vez a Mataji y le dijo que se sentía mal, que se sentía sola, que no recibía afecto de nadie. Y Mataji le preguntó:

—¿Usted da Luz y Amor a alguien?

La señora no respondió al principio. Luego dijo:

—Yo estoy sola, no tengo a nadie que me acompañe, a nadie que me ayude.

Pero Mataji le dijo:

—Si usted da Luz y Amor a alguien, recibe mucho más a cambio; aunque no tiene que dar con la idea de recibir; no es un negocio. Debe dar... es tan lindo... Al principio uno da con un sentido egoísta. Pero una vez que uno lo ha incorporado como un hábito, uno da porque sí...

En una época, cuando recibíamos muchas críticas, Mataji nos decía: "Miren, cuando un árbol no da frutos nadie lo mira. Cuando éste comienza a dar frutos, todos quieren arrancarlos. Si su conciencia está en paz, entonces quédense tranquilos. Mándenles Luz y Amor a todos. El tiempo es el mejor juez. ¿O acaso se puede gustar a todo el mundo?" Swami Vivekananda dice: "No hay ninguna acción que sea enteramente buena, o ninguna acción que sea enteramente mala. Una acción que beneficia a muchísima gente, puede molestar a una pequeña minoría; una acción que perjudica a una gran mayoría, a una minoría beneficia". De igual manera, uno no puede gustarle siempre a toda la gente. A veces somos detestados. Pero, ¿qué se hace en esos casos? Mataji dice: "No entren en el juego de esas actitudes porque lo único que hacen es ganarse el karma del otro. Ante la maldad, ser indiferentes. Mándenles Luz y Amor a todos".

Hubo hace unos cuantos años atrás un boxeador que tenía un estilo muy particular: él no pegaba, se dedicaba a evadir los golpes. Y así ganaba las peleas. Las personas también tienen que desarrollar la capacidad de amortiguar los golpes y eludirlos: las influencias negativas, las actitudes negativas, los actos negativos, los pensamientos negativos, los sentimientos negativos pueden ser atemperados. Este boxeador llegó a ser campeón del mundo en box y no pegaba; tan sólo marcaba el golpe. Peleaba sin pegar. Nuestras vidas deberían ser así: aprendiendo a esquivar los golpes, dando luz y amor a todos. Pero todavía nos regimos por la ley mosaica, que mandaba devolver ojo por ojo y diente por diente. Hay que poner en práctica la enseñanza de Jesús: "Cuando te peguen en una mejilla, pon la otra". Pero hoy hay venganza, odios, guerras. ¿Qué dijo Cristo?: "Amaos los unos a los otros". Y sin embargo, no lo hacemos. Mataji insiste: "Da Luz y Amor".

Yo no me complico

"Yo no me complico la vida por nada. Hacer lo que hace falta para mejorar la vida de las personas es tan simple... pero, ¿por qué no lo hacemos? Porque no pensamos", dice Mataji. En una oportunidad, cuando fue a dar una charla en las Naciones Unidas en Nueva York, en el año '93, y la habían puesto detrás de una mesa de conferencias, ella dijo que no podía dar la charla separada de la gente por una mesa tan grande. Entonces se levantaron cuatro hombres y empezaron a ver cómo podían solucionar el problema. Pero Mataji se subió a la mesa y se sentó sobre ella, y con un ágil movimiento pasó del otro lado. La gente, que no podía creer lo que estaba viendo —una mujer de 94 años en aquel entonces con esa agilidad, y realizando tal pirueta en un lugar como las Naciones Unidas—, la aplaudió a rabiar. "Era lo más sencillo que podía hacer y sin complicar a los demás". Y así dio la conferencia. Mataji no tiene inhibiciones.

Adecuarse a las circunstancias

Mataji trata de acostumbrarse a los usos y hábitos de las personas con las que está. Cuando viajó a la India por primera vez —y ya tenía casi treinta años— se familiarizó con las costumbres, y de este modo se sentía muy cómoda, casi como en su casa. "Cuando estoy con un cristiano, soy cristiana; cuando estoy con un mahometano, soy mahometana; cuando estoy con un judío, soy judía; cuando estoy con los franceses, soy francesa; cuando estoy con un perro, juego con él como si fuera un perro; cuando estoy con un niño, juego como si fuera un niño. Hay que adecuarse a la circunstancia que se vive".

Una vez estaba en un avión y sentada delante de nosotros había una pareja de alemanes con gesto adusto y muy serio, y Mataji se le acercó por detrás y comenzó a cantar una canción muy conocida entre los alemanes. "Ay, es alemana", dijeron... Y se rompió el hielo. Éste es el secreto de la vida: hablar desde el altar de los otros. Por eso ella siempre aconseja que la gente hable por lo menos dos o tres idiomas. Porque hablar el lenguaje del otro permite un acercamiento único.

Las masas no piensan

En sus charlas Mataji suele decir: "La gente piensa: 'La mayoría tiene razón'; pero no es cierto: la minoría tiene razón.

La mayoría es como ganado. Sí, sí, sí. No, no, no. Y no piensan".

Y como ejemplo, tenemos a Poncio Pilatos que se lavó las manos y dijo: "Que ellos decidan qué hacer con Cristo". ¿Qué hizo la mayoría? Lo crucificó. Lo mismo en el caso de Galileo. Ahora, el Papa, cuatrocientos años después, admitió que había sido un error matarlo. Y no solamente en cuestiones religiosas. Si tomamos un artista, Modigliani era tan pobre que tenía que mendigar comida. Ahora, trate de comprar un Modigliani... La conclusión es que la mayoría nunca tiene razón. Hay una persona, alrededor de la cual se congregan dos o tres que la entienden, y luego los demás, la masa, no entiende nada; siguen al líder solamente porque hay una multitud.

Tomemos el caso de un grupito de hombres que se reúne todos los sábados para tomar y jugar a las cartas en un bar. Un día uno de ellos viene y dice:

—¿Saben qué? Dejé de tomar.

¿Qué van a decir los demás? ¿Muy bien? Nunca.

Van a decirle:

—No sea tonto; tome una copita...

Porque él salió para adelante, se escapó de aquella trampa, y los otros no pueden y por lo tanto quieren tirarlo para abajo... Uno no tiene que dejarse influir por lo que piensa la mayoría; uno tiene que seguir su propio camino: escuchar la voz interior: "Esto es bueno para mí, esto es lo que me conviene".

Según la filosofía hindú, estamos llegando al fin de la era del Kali Yuga, un período de oscuridad y destrucción total, para comenzar una nueva época de luz. Ésta requiere una preparación previa. Los cambios que se viven hoy día son muy rápidos: la información nos satura, y tenemos que estar preparados para discriminarla. El conocimiento que obtengamos y la forma de vida que llevemos estarán de acuerdo con la selección que hagamos; hay que saber elegir. Y para saber qué nos conviene hay que tener claro para qué vivimos. La mayor parte de la gente es acarreada como ganado y no sabe qué quiere. "Las masas no piensan; se las conduce", dice Mataji. Los grandes cambios de la humanidad no han sido implementados por las masas sino por pequeños grupos o individuos que han producido el cambio. Cada tanto tenemos que preguntarnos: ¿Para qué quiero vivir? ¿Adónde quiero llegar? ¿Qué quiero hacer de mi vida? ¿Qué me hace feliz? El problema es que la gente no tiene un objetivo claro. Y sin embargo, la vida es un milagro que no podemos desaprovechar.

Asumiendo responsabilidades

Algunos les echan la culpa de su infelicidad a sus padres, a la sociedad, a los políticos o a la falta de fuerza de voluntad en su vida. Se trata de una actitud facilista: no hacerse cargo de sus propios errores. Es posible que nuestros padres nos hayan transmitido algunas conductas nocivas, pero ya tenemos la "mayoría de edad" y podemos ejercer nuestro libre albedrío, como para elegir cuál repetir o cuál descartar. Más allá de lo que nos entregaron nuestros abuelos, padres, hermanos y amigos, debemos ser capaces de preguntarnos: ¿Nos conviene ser así? Es un simple balance de costo y beneficio. Si una actitud nos cuesta demasiado cara, hay que arrojarla fuera de nuestra vida. La responsabilidad por nuestro proceder está en nuestras propias manos. En la medida en que me hago cargo de mi existencia, conservo el poder sobre ella. Cuando dependo de los otros, o les echo la culpa a otros por mis actitudes, les estoy entregando mi poder. Son otros los que me manejan. Y nadie mejor que yo para hacerse cargo de mi vida, porque nadie me va a querer tanto como yo puedo hacerlo. Ni siquiera los maestros espirituales deberían ejercer control sobre nuestras vidas. Ellos pueden guiarnos; pero no nos conocen íntimamente. Sólo nosotros sabemos y debemos continuar aprendiendo lo que nos conviene. Vinimos a este mundo a ser felices y a cumplir con una etapa en nuestra evolución. En la medida en que procedamos con conocimiento arribaremos a la meta deseada.

"El hombre es el único ser que puede, hasta cierto punto,

tomar la vida en sus propias manos —dice Mataji—. La fuerza de la voluntad se nota hasta físicamente: a veces ocurren cambios en las líneas de las manos. Esto yo no lo sabía hasta que me encontré en Shangai con una señora que conocí en Viena. Ella me dijo: 'Las líneas de sus manos han cambiado porque usted cambió toda su vida'. Naturalmente esto sucedió después de haber participado yo, en Ommen, en un retiro que dirigió Krishnamurti".

Gandhi, por ejemplo, era una persona como todos nosotros, pero siguió una misión y cambió la vida de su país, y es un ejemplo para el mundo entero. Mataji cree en el destino: cada uno de nosotros viene con un plan determinado; pero a pesar de ello, la persona puede cambiar el rumbo de su destino, aunque sea parcialmente, con empeño, esfuerzo y firme voluntad.

Nuestra verdad parcial

Nadie tiene toda la verdad, sino que cada uno posee una parte de ella. Es como un balde de agua que refleja la luz del sol que produce cientos de reflejos chispeantes sobre su superficie. Hay miles de solcitos de acuerdo a cómo se mueve el agua; también cada uno de nosotros es un pequeño sol. Ni nuestros padres, ni nuestros maestros, ni persona alguna posee toda la verdad. Tenemos una parte de la luz, una parte del conocimiento, una parte de la verdad, pero no toda. Sabiendo esto, será más fácil tolerar las diferencias de opinión en los demás. Hay que aceptar que no todos piensan como uno, y a pesar de ello, los podemos querer igual. Después de todo, uno no ama basándose en la unidad de criterio; amar es tolerar la diversidad.

Mataji nos dice: "Debemos amarnos sin que nos importe la diferencia de raza, de religión o de color". Hay que reconocer lo que significa para uno que el otro sea completamente distinto: tiene todo lo que a uno le falta, y por lo tanto puede enriquecernos. Dos imanes necesitan ser de polos opuestos para atraerse; los seres humanos también se atraen por sus diferencias, porque tenemos un vacío dentro de nosotros que buscamos llenar.

La mujer y su encuentro con el hombre

Después de muchos años de estar recluida, la mujer ha salido de su casa para entrar en el mundo, haciendo que ésta sea la primera época en la historia en que está a la par del hombre, ocupando cargos que jamás había ejercido antes —directora de banco, primera ministra, ejecutiva, ingeniera—. Nunca antes hubo tantas mujeres ejerciendo el poder: Violeta Chamorro, Corazón Aquino, Margaret Thatcher, Golda Meir, Indira Gandhi, la primera presidente de Suiza y tantas otras...

El rol de la mujer actual es muy difícil porque entra en un mundo tradicionalmente masculino para desempeñar tareas que siempre realizaban los hombres. Para el hombre es muy difícil dejarle la prioridad a la que ha estado acostumbrado durante tantos miles de años. Sin embargo, a pesar de adentrarse en este mundo, la mujer no debe por eso abandonar su condición de mujer; debe conservar su femineidad y no copiar actitudes y poses masculinas. Al menos debe intentar un equilibrio entre lo femenino y lo masculino.

Muchas mujeres piensan que emancipación significa fumar, tomar, conducirse de manera masculina. Y sin embargo, es preciso que la mujer preserve su femineidad que por su propia naturaleza va de afuera hacia adentro, es envolvente, protege, sostiene y cobija, mientras que la naturaleza del hombre busca proyectarse hacia el exterior. La mujer es, por sobre todas las cosas, protectora de lo suyo y los suyos. Entonces, en lugar de imitar al hombre, la mujer debe tratar de ser ella misma; en eso radica su fuerza. Por otro lado, la mujer en general es más incorruptible que el hombre; tiene una gran fuerza interior que el hombre no posee —no recibe prebendas tan fácilmente como el hombre, por ejemplo, y tiene la audacia y el valor para seguir teniendo hijos aun después de pasar por la experiencia de un parto—.

Mataji suele decir: "Además de gobernar a otros, la mujer debe ser la dueña absoluta de su cuerpo. ¿Con qué derecho pueden los hombres decidir lo que toca exclusivamente a la mujer, como por ejemplo, si puede o no tener un hijo, cuando legislan en contra de su prerrogativa de determinarlo? Esta decisión debe estar en manos de la mujer, no de los hombres. Es ella quien debe decidir por sí misma lo que quiere hacer de su vida. Y sin embargo, la mujer que queda embarazada y tiene a su hijo sin estar casada tiene el estigma de ser "madre soltera", pero nunca hemos oído de un hombre que reciba el mote de "padre soltero". Estos prejuicios son injustos, porque no se aplican al hombre igual que a la mujer, y son muy dañinos para el buen entendimiento de los sexos."

Sin embargo, la mujer no debe enfrentarse con el sexo opuesto, sino poner la nota de armonía entre ambos. La mujer de este tiempo debe ayudar a que el hombre baje del trono que ha venido ocupando durante siglos y le conceda igualdad como ser humano, siempre tomando en consideración los sentimientos y la manera de pensar de la otra persona.

Mataji siempre cuenta de aquella vez cuando una emplea-

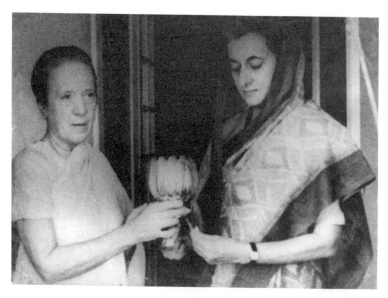

Mataji con Indira Gandhi

da en una agencia de turismo le preguntó si era "señora o señorita", y Mataji se enojó, respondiendo:

—¿Me va a dar un lugar mejor en el avión si le digo una cosa u otra? Me parece injusta esa diferenciación entre señora y señorita; la mujer es una, sin importar su estado civil.

—Nunca a un hombre le van a preguntar ante la misma situación "señor" o "señorito".

Eventualmente, se llegará a una igualdad de los aspectos femeninos y masculinos en todas las áreas del país y del mundo entero. Tenemos que llegar a una conclusión para vivir en armonía.

Mataji cuenta que ella comprende más la forma de pensar de los hombres que la de las mujeres, porque ella estaba destinada a nacer hombre, y a último momento nació mujer. "Hay cosas de las mujeres que yo no tengo, como el don de la mater-

Cuando el hombre llega a casa después de un día arduo, Mataji recomienda: "Déjelo que primero se relaje y luego cuéntele los problemas. De otra forma, genera una actitud de rechazo. Cuando se sienten a comer, adornen la mesa y adórnense ustedes mismos. Si no, se deteriora el amor".

También aconseja dormir en cuartos diferentes. Primero porque uno da al otro la posibilidad de crecimiento interior; cada uno puede dedicarse a lo que necesita para elevar su espíritu, y tienen la opción de estar juntos si así lo desean. También porque no es higiénico dormir en la misma cama.

Mataji comenta como ejemplo el esposo que le pregunta a su mujer: ¿Cómo dormiste, querida? Y con indignación ella le responde: ¿Cómo crees que dormí? ¡Si roncaste toda la noche!

Además de ronquidos, están los problemas de movimientos excesivos que alteran el sueño de la pareja. Dormir en cuartos separados contribuye a resguardar la magia de la relación.

nidad; es algo que nunca me gustó, aunque nunca hice nada para evitarlo. Tampoco sé planchar, cocinar, ni lavar. Siempre había alguien que se ocupaba de ello en mi casa".

Los beneficios sociales del Yoga

Hemos constatado antes la importancia de la respiración no sólo para realizar las funciones más básicas de nuestro organismo, como el oxigenar todas nuestras células, sino también para el funcionamiento armonioso del corazón y del cerebro. Ningún otro órgano se ve tan afectado por las consecuencias de la respiración deficiente como el cerebro, y por ello necesita tres veces más oxígeno que el resto del cuerpo. Si se ve privado de éste, sufre una grave desnutrición, y como consecuencia se deterioran todas sus capacidades y surgen graves insuficiencias, como la mala memoria y el bajo cociente intelectual. Hay estadísticas que indican que el 96 por ciento de los niños mentalmente retardados y de inteligencia subnormal padecen de subdesarrollo del pecho, pulmones y sistema arterial.

Sin embargo, como ya hemos mencionado, muy pocas personas saben cómo respirar y transcurren la mayor parte de su vida respirando con sólo un tercio de sus pulmones. Si los niños aprendiesen cómo respirar, no serían víctimas tan fáciles de las malas influencias. La respiración correcta podría ayudar a evitar el desarrollo de la tendencia a la delincuencia juvenil en muchos menores, mal que resulta un verdadero azote en la actualidad.

Luego de una experiencia en una cárcel para menores en la ciudad de México, su director, el doctor Gilberto Bolaños Cacho, envió un informe a las autoridades para mostrar los increíbles progresos que habían alcanzado los jóvenes trabajando tan sólo durante dos semanas con la respiración completa y las posturas del Yoga. Esta misma experiencia la estamos volviendo a ensayar hoy en día en algunos institutos penales en la Argentina, especialmente en la Unidad N° 2 de Devoto, la Unidad N° 3 y la N° 33 de Ezeiza.

Como discípulo de Mataji, muchas veces me han convocado para utilizar el Yoga como un método de mejoramiento personal y social. A fines de 1993, recibí una invitación del Penal de Mujeres en Ezeiza, provincia de Buenos Aires, para dar una charla y clase introductoria de Yoga. La iniciativa surgió de la cantante María José Cantilo, que estaba cumpliendo una condena por drogas. Yo no la conocía, pero ella sí había conocido a Mataji. Indra Devi no estaba en el país en esa oportunidad, pero no tardaría en llegar. La invitación formal se concretó a través del Departamento de Educación de dicho instituto, y una tarde calurosa del mes de marzo, llegué al penal. No me fue fácil encontrarlo, ya que no había carteles indicadores, pero gracias a los vecinos del barrio, me fui acercando al lugar, y después de pasar por el control de la portería y realizar los trámites de admisión para el ingreso, entré al instituto.

En la puerta me estaba esperando la señora Elsa Spiesser, la persona con la que había hecho todos los arreglos; me ayudó a cargar unas revistas que había llevado para repartir entre las

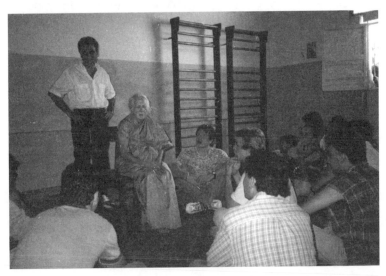

Mataji y David durante una charla en la cárcel

internas. Una vez adentro del edificio, llegamos a la oficina del Departamento de Educación, donde me trataron con gran cortesía, y me informaron cómo y quiénes participarían. La actividad era voluntaria, es decir que nadie venía por obligación. Me reuní con las internas en un salón muy grande, con mesas y bancos fijos a su alrededor, un tanto oscuro comparado con la luminosidad exterior. Reinaba un gran bullicio mientras las expectativas iban en aumento y las 60 participantes se aprestaban a conocer de qué trataba el Yoga. La mayoría de ellas nunca había participado de una clase en esta disciplina, algunas pensaban que era una sesión de gimnasia, otras que se trataba de una nueva religión, y estaban las que habían venido simplemente por curiosidad o a pasar el rato.

Comencé, entonces, por hablar de los conceptos más elementales: la respiración, las posturas, la relajación, la concentración y la meditación. Después de los primeros minutos, que sirvieron para "cortar el hielo", fuimos entrando en un clima de fluido intercambio. Se veía a las mujeres ansiosas por preguntar y saber más y por participar, pero por sobre todas las cosas, querían sentirse escuchadas, respetadas y tratadas como personas.

La práctica no tardó en llegar. Trabajamos con ejercicios respiratorios de pie, y también realizamos algunos trabajos de aflojamiento. La mayoría de ellas estaba en la cárcel por drogas, y las edades variaban desde la adolescencia hasta la ancianidad. Había algunas embarazadas y otras extranjeras. Recuerdo a una de ellas, Marta M., de Bolivia, que había estudiado danza, y que todavía hoy, ya en libertad condicional, me sigue escribiendo. Lentamente, todo este grupo se fue poniendo en movimiento, y aquello que parecía que nunca iba a tener un ritmo armonioso, fue adquiriendo un movimiento cadencioso y parejo. Casi de manera imperceptible, fuimos haciendo las Ásanas. Sin darnos cuenta, nos sentamos con las piernas cruzadas en loto, o como cada una podía, y pudimos percibir internamente la paz, y luego, nos tomamos de las manos, y en ese preciso instante nos dimos cuenta de que a nuestro lado había alguien a quien quizás no conocíamos pero que estaba dispuesto a ayudarnos. El "OM SHANTI" (amor y paz) fue nuestro mantra de final de comunión, luego se hizo un profundo silencio; mientras yo deseaba que eso no terminara, al mismo tiempo sentí que una puerta se abría dentro de mí. Ese 29 de marzo de 1994, descubrí un nuevo camino, en el cual transito desde entonces. Cuando volví a la Capital, mi corazón rebosaba de felicidad; la alegría se transformó en lágrimas y agradecí a Dios la oportunidad de poder servir y compartir lo que tenía.

Estas visitas al penal se continuaron mensualmente hasta mediados de junio. Después de las vacaciones de invierno recibí otra carta de un interno de la cárcel de hombres de Devoto, pidiéndonos que nos contactáramos con las autoridades del Grupo SIDA. El subalcalde Eduardo Sabe y sus colaboradoras, Alicia y Liliana, lo hicieron posible y el 26 de agosto de 1994 tuve un primer encuentro con ellos. Si la experiencia en Ezeiza había sido fuerte, con los hombres se despertó en mí un terremoto.

El clima de desconfianza y descreimiento en los de afuera es grande, ya que los internos se manejan con códigos, normas, actitudes propias, que tuve que ir aprendiendo a manejar. La falta de atención y concentración, y las ganas de ver hasta dónde podían trabajar fueron las primeras inquietudes que afloraron en nuestra conversación. Luego pasamos a la práctica, pero había en la capilla un aire de burla, con el que no me sentía cómodo. Entonces identifiqué a los cabecillas y empecé a ocuparme de ellos, tratándolos con respeto, como si estuviese dando una clase en cualquiera de nuestros estudios, abstrayéndome del lugar en donde estaba.

No fue fácil encontrarme con ellos. Las rejas que nos separaban eran más firmes que las que los separaban a ellos del mundo externo. Pero paulatinamente esos barrotes se fueron entreabriendo. La respiración, la práctica de las posturas, algún que otro chiste y la relajación me ayudaron a acercarme a ellos un poco más. Al principio ni las zapatillas querían sacarse, por miedo a que alguien se las cambiase o robase. Lo mismo cuando les indiqué que íbamos a realizar posturas boca abajo: se negaron. No querían quedar expuestos de esa manera. Hasta que les mostramos exactamente lo que íbamos a realizar y los beneficios que obtendrían. Con mucha desconfianza, unos pocos aceptaron la propuesta, mientras los otros se quedaron mirando y ridiculizando a los que estaban en el piso. Observando el respeto y la seriedad con que los iba conduciendo de una postura a otra, uno a uno se fueron sumando a la clase. Después trabajamos con Ásanas invertidas: les enseñé la Parada de cabeza en el rincón y contra la pared; les gustó, y así llegamos a la relajación. Para mi sorpresa, los más revoltosos e inquietos durante la parte dinámica de la clase fueron los que mejor y más profundamente se relajaron. Terminamos con una corta meditación conducida. Y ya casi al despedirnos, les confesé que si bien había sido "duro" encauzar la tarea, me sentía en esos momentos como uno más de ellos; no había diferencias. Traté de mostrarles el camino que lleva hacia la libertad interior, que podían transitar a pesar de estar presos. Nadie puede apresar nuestra alma más que nosotros mismos. El estrecharnos en abrazos y darnos un beso en la mejilla selló nuestro vínculo como grupo.

Una vez alguien me dijo: "El estar de un lado o del otro de las rejas a veces tan sólo depende de un descuido, de una falta de control". Este mensaje quedó muy grabado dentro de mí. La libertad y la felicidad se ganan o se pierden todos los días. Cada pensamiento, palabra, sentimiento, acto y paso forman pequeños eslabones de una larga cadena, la cadena de nuestra vida.

9. La unidad del Yoga

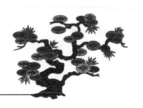

El Yoga ayuda a la persona a *con-centrarse*, es decir a centrarse en sí mismo. Uno de los motivos por el cual el individuo sufre tanto en nuestra sociedad es porque su mente pasa de un pensamiento a otro, y su voluntad de una acción a otra, con una velocidad vertiginosa que termina atomizando al individuo. A través de la práctica de Yoga lo que buscamos es una integración de cuerpo y mente. Si uno asume una postura física, y mentalmente está en otro lugar, el beneficio es parcial. En la medida en que la persona se concentre en el movimiento físico que está haciendo, se haga consciente de su respiración, visualice las partes que están en tensión y las afloje, el beneficio del Yoga será máximo.

Hay un viejo refrán que dice: "Divide y reinarás". El Yoga le enseña al hombre a unir todos los aspectos de su ser para reinar en su propia vida. Concentrar las fuerzas significa no desparramar energías. Si encaminamos nuestros deseos, pensamientos, actitudes y sentimientos hacia el mismo objetivo, tendremos mucha más fuerza que si pensamos una cosa y actuamos otra. En la medida en que nos dividimos, seremos siempre esclavos de otros. Si, en cambio, vivimos de una manera coherente, seremos los dueños de nosotros mismos. Es esto lo que le puede aportar el Yoga.

La verdadera paz

En la última Feria del Libro, cuando estábamos haciendo la presentación del libro *Por siempre joven*. *Por siempre sano*, se acercó una alumna y dijo:

—Mire, Mataji, yo cuando estoy en la clase me siento bárbara. Pero cuando salgo, y empiezo a entrar en el mundo, se me va desprendiendo la paz, voy perdiendo mi tranquilidad y mis ganas de vivir. La tensión y la preocupación me empiezan a debilitar. ¿Qué puedo hacer?

Nuestra maestra hizo silencio por unos instantes, pensó y, mirándola con mucha chispa, le dijo:

—Niña, vuelva a su clase de Yoga.

Y la sala estalló de alegría.

¿Qué quiso decir con esto? No siempre podemos volver a nuestra clase de Yoga. Pero sí podemos tratar de hacer un alto en el día y reconectarnos con esa energía que nos produce la clase a través de unos ejercicios respiratorios, de una pequeña meditación, de una visualización, o intentando quedarse aunque sea por unos instantes en silencio. Quizás tiene tiempo de hacer su postura predilecta. Lo importante es que cuando el Yoga se empieza a practicar de forma regular, cada vez es más fácil.

Al principio, por supuesto, es duro. Es como la tierra en el campo que no ha sido trabajada. Pero una vez que está preparada y hacemos un trabajo permanente de mantenimiento, entonces es muy fácil sembrar, y más fácil que prenda la semilla. Lo esencial es la práctica: unos gramos de práctica valen más que toneladas de teoría.

Recuerdo una charla con Swami Satchidananda en la que nos decía: "La verdadera paz no es aquella que se logra en ausencia de conflictos, sino aquella que se mantiene aun en medio de ellos".

La paz se va llevando adonde quiera que se vaya. Es un estado de conciencia y de vigilia. Pero no viene sola: hay que trabajar para alcanzarla y el Yoga está allí para ayudarnos, para filtrar los momentos negativos y no perder la armonía. Cuando uno empieza a manejar esa energía y siente que tiene un dominio de ella, puede decir: "La vida es lo más hermoso que hay". Generalmente el que practica el Yoga en Occidente no es un yogui al estilo hindú. Es decir que en nuestros países el Yoga no está vinculado con un determinado tipo de religión, ni con prácticas ascéticas o rigurosas. Por eso no es necesario pasar por las peripecias por las que pasan los yoguis —los sacrificios corporales, los ayunos estrictos—. Mataji suele decir con picardía a los alumnos que la visitan en la sede de Belgrano, y entran a su dormitorio: "Yo duermo en el piso, pero no sobre clavos".

En Occidente se ha tomado la esencia de lo que es el Yoga en Oriente, sus beneficios, y tratado de *aggiornarla* a nuestras necesidades. Quienes practicamos el Yoga somos gente que está también inmersa en el ritmo acelerado del mundo moderno, y la práctica del Yoga debe ayudarnos a encontrar la paz. Por eso, es mejor practicar 15 minutos de Yoga todos los días, que dos horas, dos veces por mes.

¿Cómo hacerlo? Es muy sencillo. Poner la colchoneta al pie de la cama y en la mañana la colchoneta lo invitará a uno a practicar Yoga. La persona debe tener aunque sea dos posturas que practique que le permitan obtener los beneficios físicos y mentales que obtiene en su clase y, sobre todo, ser constante.

Un ejercicio muy eficaz para encontrar la paz es inhalar mientras pienso que a través de cada inhalación se llenan mis pulmones de paz, y que al exhalar la transmito a cada uno de mis tejidos, a cada una de mis células, a cada uno de mis órganos, sintiendo cómo la paz envuelve todo mi cuerpo. ¿Qué necesito? ¿Energía? Al inhalar, la energía entra dentro de mi organismo y al exhalar la distribuyo para que llegue a cada uno de mis tejidos, células y órganos. Lo mismo con la salud, con la felicidad, con el éxito. Todo aquello que uno necesita debe ser visualizado mentalmente para luego distribuirlo al resto de nuestro cuerpo.

Hay muchas curaciones que se producen a través de la práctica del Yoga, principalmente a través de la meditación y visualización en las cuales se dirige la energía a través de la mente a la zona que tiene problemas para producir una curación. Mataji dice: "Tantas personas me dicen: '¿Me da su fuerza?' Pero, ¿cómo se la doy?, ¿soplando en un sobre? ¿Cómo se puede dar la fuerza? Solamente puedo compartir lo que he aprendido".

A través de las palabras se pueden cambiar el humor y la energía de las personas, y cuando se hace en grupo es mucho más efectivo todavía. Los mantras también son muy eficaces para con-

Las personas dicen "tengo que encontrar algo"; uno piensa ir a Italia, otro a la India, otro a La Meca. Y van a buscar una respuesta a sus preguntas. Pero no hace falta viajar para encontrar lo que uno está buscando, porque lo más probable es que uno lo tenga dentro de sí. Indudablemente que un viaje a la India, como un viaje por Jerusalén o La Meca, de acuerdo a la tradición y a las creencias que cada uno tiene, puede ser muy movilizador y le permita descubrir aquello que andaba buscando; a veces uno tiene que irse muy lejos para darse cuenta de aquello que tiene muy cerca.

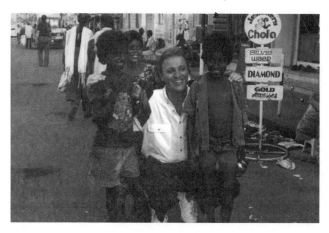

David en la India

centrar la mente y lo mismo se puede lograr con una oración. La India ha sido durante siglos y siglos la tierra de los yoguis, de los sabios, de los realizados naturalmente; genera una energía especial; es como la tierra del encuentro con uno mismo. Si alguien lo conduce con los ojos cerrados a un templo o a un lugar de meditación es porque las cosas invisibles tienen fuerza y esto no se puede discutir. Allí adentro hay un poder muy especial, que aunque sea invisible obra en nosotros produciendo cambios.

Nuestra sociedad está orientada más que nada a lo que podemos ver, tocar y sentir, es decir, lo material y concreto. Pero a través del Yoga uno comienza a percibir cosas que no son materiales pero tienen tanta fuerza como lo concreto: el poder del pensamiento, el poder de la palabra, el poder del amor. El ser humano es como un imán que forma un campo magnético a su alrededor y atrae aquellas cosas que están en su nivel de vibración. En ese sentido las mujeres son más sensibles a estas energías y están más conectadas a la naturaleza, por el solo hecho de tener una participación preponderante en el nacimiento, por llevar el germen de la vida dentro de ellos; por eso pueden detectar la calidad energética de un ambiente. El Yoga, por otra parte, ayuda a hombres y mujeres a desarrollar esta sensibilidad, a ser más permeables a las premoniciones.

Antes de iniciar cualquier viaje de búsqueda interior hay que ir preparado, es decir con un motivo claro; puede ser: visitar a un maestro, asistir a un curso de meditación o hacer un retiro espiritual.

En uno de nuestros viajes a la India con Iana, fuimos al Ashram de Sai Baba durante quince días y conocimos a un señor que venía del norte de la India. El señor me preguntó de dónde era y le dije que veníamos de la Argentina.

—¡Ha hecho un largo viaje! —exclamó él.

A lo que yo le respondí:

—No creo que mucho más largo que el tuyo.

Él me miró extrañado y preguntó:

—¿Por qué dice eso? Yo partí de un punto dentro de este mismo país.

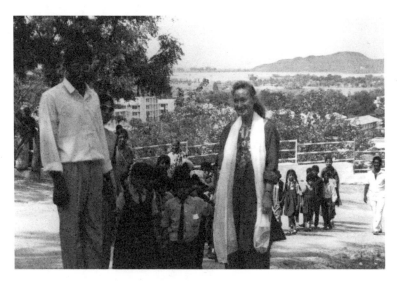

Iana con los niños del Ashram de Sai Baba

Pero yo insistí:

—¿Cuánto tardó en llegar?

—Cuatro días.

Entonces le conté que a nosotros nos había llevado tan sólo dos días llegar, ya que habíamos hecho el viaje en avión, mientras que él había tomado el ómnibus y debido transitar por caminos muy malos.

Fue este mismo señor quien nos preguntó si habíamos venido solos, y cuando le respondimos que nuestra hija estaba en Israel, en Tierra Santa, exclamó:

—¡Cómo, en Tierra Santa! Entonces está aquí, en Prashanti Nilayam (que significa Morada de Paz Eterna).

Cuando yo le hablé de Holy Land pensó que me refería a aquélla. Fue en ese momento que comprendí que hay muchas "Tierras Santas", que todo depende de quién esté hablando, de su religión y sus costumbres.

Por otro lado, también comprendí que cada uno puede hacer del lugar donde está Tierra Santa o llevarla dentro de sí adonde vaya.

Un lugar en la selva

El Yoga conduce a la felicidad porque uno recupera el equilibrio a nivel físico, mental y emocional. Y al recobrar esta armonía interior, se restablece la alegría de vivir. Mataji dice que uno no debe preocuparse por las cosas, sino ocuparse de las mismas. Un discípulo le preguntaba a su maestro:

—Maestro, usted ha alcanzado la felicidad, ¿cuál es su secreto?

El maestro respondió:

—Yo no tengo secretos.

Pero el discípulo insistió:

—Por favor, dígame su secreto: todo el mundo lo admira.

El maestro respondió:

—Te diré la verdad, en realidad no es un secreto: yo cuando como, como; cuando hablo, hablo; cuando escucho, escucho; cuando escribo, escribo. Hago sólo una cosa a la vez.

Mataji siempre lo dice: "Tenemos que aprender a vivir en el eterno presente. Focalizar todos los sentidos en lo que se está haciendo en este instante. Y disfrutar".

En una ocasión llegó una alumna que había venido de Salta, y nos contó que para ella arribar a Buenos Aires era como venir a la selva. Pero un día descubrió la Fundación y dijo:

—Encontré mi lugar en la selva.

Siempre podemos encontrar nuestro lugar, un espacio en el cual nos podemos recargar energéticamente y establecer un encuentro con nosotros mismos, donde es posible estar en paz: es cuestión tan sólo de buscarlo. Aun en las grandes ciudades, siempre hay un rincón donde uno puede encontrar ese oasis. A veces no es fácil, pero hay que trabajar para hallarlo; el Yoga es un camino. Gran parte de nuestra sociedad no sabe para qué vive ni adónde va. El Yoga nos brinda un espacio para preguntarnos: ¿Soy feliz? ¿Lo que estoy haciendo me conduce a la dicha o me aleja de ella?

En nuestro jardín, cada una de las plantas tiene su lugar y

Cuando usted está en una finca, estirado bajo los árboles, sobre la hierba, mirando el cielo azul..., si uno le pregunta después de unos momentos: ¿qué quiere? Usted responderá: "Nada... Nada importa..."

La mayoría de las preocupaciones son creadas por nosotros mismos. Déjelas pasar... y pasarán.

En una de sus clases, Iana contó a sus alumnos la siguiente historia: En un tiempo muy lejano, en un país remoto, había un rey que tenía todo aquello a lo cual una persona puede aspirar, pero que no era feliz. Fue entonces que mandó llamar a todos los sabios de su reino. Una vez reunidos todos ellos les informó:

—Quiero que encuentren para mí la fórmula para alcanzar la felicidad.

Después de muchas idas y vueltas, días de largas discusiones, y teniendo que soportar la impaciencia del rey, llegaron a la solución.

Uno de los sabios le informó:

—Su majestad, hemos llegado al final del camino, el secreto de su felicidad está encerrado en esta caja.

Entonces el rey, contento, exclamó:

—¿Es decir que cuando tenga un problema, o me sienta infeliz, tomo la caja y aparece la felicidad en mí?

—No, su Majestad —contestó el sabio—. Cuando Usted esté bajo presión o se sienta atormentado, abra la caja, saque el anillo que hay dentro de ella, y lea lo que hay grabado en él, hasta que desaparezca la causa del dolor.

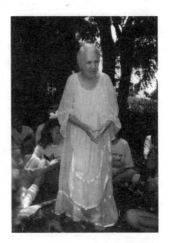

El rey con ansiedad abrió la caja, tomó el anillo y comenzó a leer la leyenda que tenía inscripta en él, que era la siguiente: *Esto también pasará...*

no pretende ocupar el lugar de la que está al lado, conviviendo en armonía. Nosotros también estamos en la tierra para llegar a ser felices. El Yoga produce la integración del cuerpo y la mente, para que no sigamos anclados en el pasado, en el dolor, en la angustia, impidiéndonos alcanzar la plenitud. Nos hace reflexionar: ¿De dónde venimos? ¿Hacia dónde vamos? Y el saber —tan sólo eso— nos lleva a la dicha.

Amor y desapego

"Tenemos que desarrollar dos virtudes, amor y desapego", dice el *Bhagavad Gita*, uno de los libros sagrados de la India. Desapego al fruto de nuestras acciones que se dedican a Dios, y sin preocuparnos. Muchas veces, decimos: "Que se haga Tu voluntad"... pero en realidad lo que muchos quieren decir es: "Que se haga Tu voluntad... ¡pero como lo quiero yo!".

Entregarse de verdad quiere decir "Que se haga Tu voluntad y si no es Tu voluntad, no lo quiero". Como un niño que no se preocupa por quién irá al mercado, quién preparará la comida, quién lavará la ropa, porque es para los grandes. "Cuando me preguntan quién va a hacer esto por mí —cuenta Mataji—, digo: Dios". Si uno se entrega totalmente a la fuerza divina, se acaban las preocupaciones: Dios se ocupará de todo, y así es más fácil vivir. Podemos ejercer nuestra voluntad, pero no pretender que se imponga a la voluntad de Él.

Las preocupaciones

Cuando Mataji vino a la Argentina, dejó todo lo que tenía en la India y llegó sin ninguna posesión y sin garantías de que las cosas le saldrían bien aquí. Pero sabía que lo tenía que hacer, su voz interior se lo indicaba, y estaba convencida de que Dios se ocuparía de todo.

—¿Saben por qué es tan fácil vivir a mi lado? —dice Mataji—, porque no me preocupo por nada. Me preguntan,

"¿Quién va a hacer esto?" Y digo: Dios.

—¿Qué forma va a tomar?

—No sé... una de las formas de Dios está sentada a mi derecha... (y ahí me señala a mí, David).

Yo por mi parte le digo:

—Yo no me preocupo, tan sólo me ocupo —porque eso es lo que me ha enseñado el Yoga.

Cuando nos preocupamos por algo estamos ocupándonos de cosas que van a ocurrir en el futuro —a veces no de inmediato— y nos olvidamos de ver lo que nos está pasando en ese preciso instante. Nos tenemos que ir ocupando de las cosas a medida que nos van sucediendo. ¿Esto qué quiere decir? ¿Que uno no tiene que pensar en el futuro? Sí, hay que pensar en él. Pero una cosa es pensar y otra estar permanentemente ponderando lo que me va a suceder. De todas maneras, las cosas van a ocurrir generalmente de una manera distinta a la que habíamos pensado. La gente que planea demasiado el futuro, no vive el presente y siempre se desilusiona con lo que finalmente sucede. Hay que disfrutar del hoy, del ahora. Y si nos topamos con una situación difícil, tomarnos un tiempo para reflexionar.

Mataji nos dice: "¡Es tan lindo vivir sin preocupaciones! Hago lo que puedo, y por el resto, que se haga Su voluntad..."

Como el cuento en el que un señor tenía una deuda muy grande que le vencía al día siguiente, pero no tenía la plata y no podía dormir. Entonces llamó a su acreedor y le dijo: "Yo quiero decirte que mañana no te puedo pagar la deuda. Quería decírtelo porque no podía descansar; ahora me voy a dormir tranquilo; la preocupación desde este momento es tuya".

Mataji dice que tenemos que aprender a protegernos; poner límites a las cosas que nos pueden afectar negativamente; cuidarnos de la mala energía. Que no nos llegue la inseguridad y que no nos alcance el miedo.

Recuerdo un día yendo en un taxi, tuve que escuchar a un taxista muy nervioso, muy preocupado y negativo. Se quejaba contra la gente, el gobierno, Dios, y todo el que se le cruzara. Y yo pensaba, este hombre me está tirando todos sus problemas encima, y me está cargando de "mala onda". Entonces le dije:

—Mire, si usted estuviera en el gobierno, ¿qué haría?

Y él me respondió:

—Si yo estuviera en el gobierno, sería igual que ellos.

Entonces reflexioné:

—¿De qué se queja? Cambie lo que puede cambiar y no gaste su energía en lo que no tiene solución o en lo que no está a su alcance. Exprese su descontento a través del voto y sea un buen ciudadano. Todo lo demás es inútil.

Muchas veces veo a la gente preocupada discutiendo o desgastando inútilmente energía tratando de cambiar aquellas cosas que no puede cambiar. Seamos pragmáticos: concentrémonos en lo que podemos modificar. La vida nos pasa igual, puedo generar un clima agradable alrededor mío o uno negativo. Depende de mí, porque la realidad la creamos nosotros mismos día a día con nuestros pensamientos, actitudes, palabras y actos. Y todo lo que nos llega debe ser bien recibido. Lo primero que Mataji hace al despertarse es agradecer al Creador la posibilidad de disfrutar de este día.

Una tarde, cuando estábamos en el medio del tránsito y se nos hacía tarde para llegar a un compromiso, Iana comenzó a preocuparse.

Pero Mataji le dijo:

—Ponerse nerviosos no ayuda nada. No vamos a llegar más rápido por preocuparnos. Yo no me preocupo; desde que me puse en Sus manos, Dios se ocupa de mí.

Y en verdad, cada vez que llegamos tarde a algún lado, algo bueno acontece a raíz de la tardanza.

En otra oportunidad, Mataji, Iana y yo estábamos en Washington, veníamos de dar unos seminarios y nos sentíamos muy cansados; teníamos que ir al aeropuerto y ellas fueron en un auto y yo en otro. Dicha ciudad tiene dos terminales aéreas, y sin darnos cuenta no chequeamos a cuál de ellas íbamos y nos desencontramos. Sucedió que Mataji y Iana se habían ido a otro aeropuerto, y terminamos perdiendo el avión. Pero ese avión estaba repleto y el que nos tocó tomar, luego de esperar

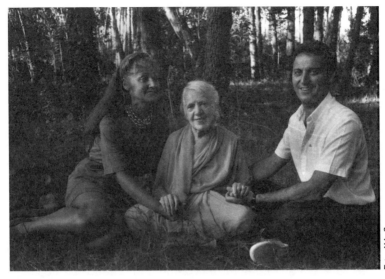

una hora, estaba totalmente vacío y pudimos extendernos en los asientos para dormir cómodamente.

En la adversidad hay que saber encontrar lo positivo; hay que adecuarse a lo que me manda el destino. Si las cosas no salen como las había planeado, entonces seguramente es mejor así por algún motivo. Esto no significa indiferencia, desidia, despreocupación, sino: "Yo hago lo mejor que puedo". ¿No se da? "Que se haga Tu voluntad". Si la voluntad divina coincide con la nuestra, mucho mejor. Y si no, tenemos que aprender a aceptarla.

Rendirse a la voluntad divina es el último Niyama —Ishvara Pranidhana—. Pero Mataji dice que rendirse, se rinden los ejércitos. Uno simplemente acepta la voluntad divina. Hago las cosas lo mejor que puedo, y el resto, que se haga...

El gran drama de Occidente es creernos los hacedores de las cosas y querer llevarnos todo el mérito de nuestro trabajo. En el *Bhagavad Gita* se habla del amor y el desapego, pero sin preocuparnos. A lo que Mataji agrega: "Y nosotros nos preocupamos, nos preocupamos, y nos preocupamos, y a uno ello no lo ayuda en nada. Y si ayuda, es a la aparición de arrugas prematuras, úlceras y estrés".

Desapego no quiere decir indiferencia o falta de cariño. Es amor con libertad; es amor sin ataduras ni cadenas. El desapego es aquello que siente la madre cuando le da todo al niño y no espera una recompensa. Aunque a veces hasta con los propios hijos tenemos una actitud apegada, exigiéndoles cariño o que sigan un camino determinado. En Occidente nos cuesta mucho desprendernos porque estamos acostumbrados a esperar recibir algo a cambio de lo que damos.

Mataji dice que cada persona tiene que aprender a disfrutar de lo que la vida le da sin apegarse. Lo tengo, lo uso. No lo tengo, no lo uso. Poco a poco uno puede liberarse de esta actitud y quedar totalmente libre para gozar de la vida.

Trasladando esto a mi experiencia como profesor, me viene a la memoria la actitud de mis alumnos en la clase de Yoga. Ahora estamos haciendo un programa en donde nos reunimos para charlar. Pero, ¿qué hace la gente? Automáticamente viene con su colchoneta, con su toalla, acarreándolas desde la otra punta de la sala. ¿Para qué?, les pregunto yo. Es el apego inconsciente que cada uno tiene con sus posesiones. Para sentarse a charlar no hacen falta una colchoneta y una toalla. Entonces ellos se detienen y piensan: "Tiene razón, ¿por qué lo hago?".

Inconscientemente queremos cargar con todo lo que tenemos. Y si no, fijémonos en nuestro ropero, la cantidad de ropa que tenemos colgada, sin usar. ¿Por qué no la regalamos? Porque estamos todavía apegados a ella. Uno va al placard, mira y dice: "Esto es tan lindo, no lo uso, pero tal vez algún día me lo vuelva a poner, por las dudas no lo voy a regalar...". Y lo vuelve a meter. Nos cuesta desprendernos de aquello que con-

---

"Me regalan muchas cosas —dice Mataji—, y naturalmente muchos de esos regalos no me sirven y yo los vuelvo a regalar a otra gente que se alegrará de recibirlos. Una vez una señora me preguntó: '¿Usted regaló mi regalo?'. Y yo dije: Yo pensé que usted me lo había regalado... entonces era solamente un préstamo... Estaba todavía apegada a la pavada del regalo".

sideramos como "mío". Y sin embargo, en la medida en que vaciemos el placard, le damos la oportunidad de que el mismo vuelva a llenarse de cosas nuevas. Mientras esté lleno, nada más puede entrar. Hay que aprender a compartir las cosas, desprenderse, y aun a vivir sin ellas. *No es más rico quien más tiene, sino quien menos necesita...*

Los seres queridos

El vínculo que creamos con nuestras posesiones es tan fuerte —y no sólo con las materiales—, que cuando perdemos a un ser querido nos sentimos desamparados. Es inevitable sufrir cuando muere alguien que amamos, pero hay personas que quedan viviendo en el dolor indefinidamente. Y a veces no es una pérdida física la que lamentamos, sino simplemente un hijo que se va de la casa a vivir solo, y se sufre como si se hubiera muerto. Se trata en estos casos de un amor enfermizo que aprisiona. Y no sólo encarcela al objeto del amor, sino al sujeto de donde parte ese amor. Mataji nos transmite permanentemente que hay que *amar sin generar ataduras.*

"Uno da lo mejor de sí sin esperar nada a cambio", dice el *Bhagavad Gita.* No hay que pensar: "Si yo procedí así con él, ahora él tiene que proceder de la misma manera conmigo". Las buenas acciones serán devueltas un día, pero esa devolución no necesariamente vendrá de la misma persona a quien se las ofrecemos, ni tal vez siquiera en esta vida. En la medida en que nos empecinemos en esperar que esa persona retribuya lo que le dimos, nos perdemos la oportunidad de gozar del bien y del afecto que puedan venir por otro lado.

Una de nuestras alumnas tenía un tío que era millonario. Cuando éste enfermó, le prometió a su sobrina que le iba a dejar bienes en herencia. Pero cuando murió, no había ninguna indicación en el testamento que le asignara parte de su fortuna. En efecto, la mujer del tío le dijo que ella sabía de la promesa y que a pesar de no haber nada escrito, le dejaría su parte recién cuando ella muriese. Sin embargo, cuando la parienta falleció y fueron a abrir el testamento, la sobrina había sido nuevamente olvidada. Ella se puso muy mal. ¿Cómo no le habían dejado nada? Sentía mucho dolor, rabia e indignación. Años después, se dio cuenta de que su tío le había dejado algo mucho más importante que el dinero, lo más valioso que un ser humano puede recibir: *Su Amor*. Al poco tiempo, esta alumna consiguió un trabajo que le permitió desarrollar su talento y por el cual pudo ganar mucho dinero. Muchas veces la vida nos abre puertas que no pensábamos que existían. Nuestros ángeles de la guarda son quienes administran la energía y la dosifican de acuerdo a lo que necesitamos. Hay que descansar en ellos y confiar en la vida. Si esta mujer hubiese recibido la herencia entonces, no lo habría podido aprovechar, pues no sabía valorarlo en ese momento, y tal vez nunca habría desarrollado sus talentos. La vida compensa a veces con creces lo que nos ha quitado por otro lado.

Vinimos a esta vida a cumplir con una etapa en nuestra evolución. En la medida en que quedemos encadenados o apegados a las cosas, nuestra evolución se hará muy lenta, hasta puede haber un retroceso. Los sentidos son un don que tenemos, pero cuando no están bien utilizados nos crean apegos.

"De las cavilaciones sobre los objetos de los sentidos, surge el apego a ellos; el apego engendra el deseo, y el deseo engendra la ira.

"La ira alimenta la decepción, la decepción lleva a la pérdida de la memoria, la pérdida de la memoria arruina la razón, y la ruina de la razón significa la completa destrucción.

"Pero el alma disciplinada, moviéndose entre los objetos de los sentidos, desligada de gustos y disgustos y manteniéndolos bajo su control, alcanza la paz mental.

"La paz mental significa el término de todo mal, pues el entendimiento de aquel cuya mente está en paz permanece seguro.

"El hombre indisciplinado no tiene entendimiento ni devoción; para el que no tiene devoción no hay paz, y para el que no tiene paz, ¿cómo puede haber felicidad?

"Porque cuando su mente corre tras los vagabundos sentidos arrastra su entendimiento, como el viento empuja un barco sobre las aguas.

"Cuando es la noche para los demás seres, el alma disciplinada está despierta; cuando los demás están despiertos, es la noche para el asceta de visión."

(Capítulo II, 62-69, El *Bhagavad Gita* de acuerdo a Ghandi)

La jaula de oro

Yo mismo di un salto al vacío cuando decidí dejar mi trabajo para seguir a Mataji. En el año '87 comencé a colaborar con ella, pero lo hacía *ad honorem*, mientras seguía trabajando en una empresa familiar de importación y exportación, en la cual nos iba muy bien. Un día, Mataji me dijo: "¿David, por qué no deja su negocio y se vuelca completamente a la difusión del Yoga?" Como tenía mucho capital invertido en la empresa, decidí hablar con mi padre y contarle que me iba a retirar y que quería una parte del dinero que tenía invertido en el negocio. Pero él se negó por dos motivos: primero, porque corría el año '90 y la situación era difícil, y además porque no quería que dejase de trabajar con él. Durante tres o cuatro meses estuve pensando en lo que debía hacer; tenía mucho miedo. Hasta que en un momento dije: "¿Qué es lo que me retiene aquí?" La respuesta resultó ser "el dinero". El dinero es lo que no me permitía hacer lo que a mí me gustaba. Tenía un compromiso con mi familia, mi esposa y mi hija, y fue entonces que hablé con ellas y les dije que quería dedicarme al Yoga, pero que temía no poder sostener el mismo nivel de vida al que estábamos acostumbrados. Mi hija Paula me respondió de la siguiente manera:

—Papá, si tengo que dejar mi colegio lo dejo (ella iba a uno privado). Y si tengo que renunciar a mis vacaciones, lo hago. Pero deseo que vos hagas lo que quieras.

Ése fue el puntapié que me hacía falta: el 30 de junio del año '90 dejé la empresa y toda la seguridad que ella representaba, y comencé a trabajar con Mataji a pleno.

El principio fue muy duro, y mis amigos me decían:

—David, ¡estás loco! ¿Cómo dejás una empresa en la que trabajaste tantos años?

En ese momento no tenía la respuesta. Pero me aferraba a lo que Mataji me repetía: "Pongámonos en manos de Dios". Y resultó ser una de las mejores decisiones que tomé en mi vida. Lo pude hacer por supuesto con el apoyo de mi familia, pero también porque logré desapegarme de todo lo que me ataba y ponerme en Sus manos.

Ahora que han pasado muchos años, comprendo que dejé la empresa por un deseo de vivir en libertad. No estoy arrepentido de todos los años que pasé aprendiendo junto a mis padres: todo sirve en el camino de la evolución, pero había llegado el tiempo de cortar el cordón. Me di cuenta después de un tiempo que estaba metido en una jaula de oro, pero jaula al fin.

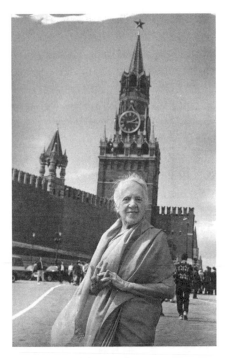
Mataji en Rusia

Y hoy digo que todo lo que tuve que pagar valió la pena, porque cuanto más paga uno por su libertad, más la valora después.

Siempre me vienen a la mente las palabras de Swami Vivekananda, cuando afirma: "Una acción mala es un eslabón de tu cadena de hierro; una acción buena es un eslabón de tu cadena de oro. Utiliza el eslabón de tu cadena de oro para liberarte de los eslabones de tu cadena de hierro. Y una vez que lo logres, tira ambas porque ambas son cadenas".

Una vez fuimos a

164

Rusia con Mataji, y nos enteramos de que tenía una sobrina rusa. Pero cuando la instamos a que fuera a verla, ella se negó diciendo que hacía mucho que ya no vivía en Rusia y que su sobrina era parte del pasado. A nosotros en principio nos chocó, pero después de un tiempo pudimos comprender que su pariente no formaba parte de su realidad actual; la aprecia, la valora, pero no se siente apegada.

Cuando les decimos a los alumnos que tienen que desarrollar el Amor y el Desapego, nos responden:

—Pero eso es en el mundo oriental, donde la gente no se preocupa... Acá tenemos cosas de las cuales ocuparnos: familia, hogar, trabajo.

Mataji nos dice:

—Pero no tienen que preocuparse por esto... sino simplemente ocuparse; hacer lo mejor que pueden sin pensar en lo que sucederá... Ustedes dicen que tienen fe, pero no la tienen... Cuando dicen: "Que se haga Su voluntad", solamente lo dicen con los labios...

En otra oportunidad estábamos yendo a un congreso en Suiza, cuando Mataji entró al baño en el aeropuerto para arreglarse y dejó la billetera con todo su dinero —que era mucho— sobre la mesada. Al salir del baño, se la olvidó, y cuando se dio cuenta, ya había pasado media hora. Cuando volvió, no la encontró. Pero ella se limitó a decir: "No era para mí". Nosotros insistimos en ir a hablar al director, pero ella no quería; su desapego fue muy grande.

"Lo que tiene que venir para uno —dice Mataji—, viene, a pesar muchas veces de nuestra propia voluntad". Por su forma de proceder y actuar, me recuerda esas palabras de Jesús: "¿Acaso los lirios se preocupan por algo? No trabajan ni hilan y, a pesar de ello, están siempre espléndidamente ataviados..."

Mi mejor amigo es un bandido

—Mi segundo marido era un santo...

—¿Por qué, Mataji?

165

—Porque se casó conmigo...

De niña era tímida, temerosa y muy seria, pero gracias al Yoga, Mataji aprendió a desapegarse incluso de su propia personalidad. Ella sabe que no es una persona fácil, pero se ríe de sus limitaciones y esto es saludable. El sentido del humor es lo que nos salva en los momentos difíciles de la vida. Esta enseñanza se la transmitimos y recordamos de forma permanente a nuestros alumnos: la alegría es una fuerza poderosa que transmuta la energía negativa en positiva.

Cuando Mataji tenía veinte años y estaba saliendo de Rusia con su madre escapando de la Revolución Rusa, las tomaron prisioneras al cruzar la frontera, junto al grupo con el que viajaban. Pensaban que eran espías, y las llevaron a la cárcel, amenazándolas con regresarlas a Rusia, lo cual significaba un grave castigo por haber escapado ilegalmente del país.

La cárcel estaba llena de gente; era terrible, sucia y peligrosa. Pero un día recibieron un papelito escondido en el pan que decía: "No se preocupen que nosotros vamos a sacarlas". Eran unos ladrones, de esos tan temibles, pero que estaban dispuestos a arriesgar sus vidas por ellas. Entonces Mataji pensó: "Mis mejores amigos en este momento son unos bandidos".

El ser humano tiene el poder, dentro de sí, de cambiar su carácter, transformar sus actitudes y alterar sus humores. Mucha gente se le acerca a Mataji quejándose: "Ay, me siento tan mal, me duele esto", o "Me va mal en mi trabajo", o "No tengo plata y tengo que levantar una hipoteca". Y Mataji les responde:

—Mire, yo puedo solucionar su problema, pero con una condición.

Entonces, ellos le preguntan intrigados:

—¿Cuál?

Mataji responde:

—Le saco la vista.

Y ahí reaccionan con vehemencia que de ninguna manera. Pero, insiste Mataji, le soluciono su problema.

—Entonces —reitera— le saco sus piernas.

Y de nuevo les parece una locura.

Una sonrisa

Una sonrisa no cuesta nada y produce mucho.
Enriquece a quienes la reciben,
sin empobrecer a quienes la dan.
No dura más que un instante,
pero su recuerdo a veces es eterno.
Nadie es demasiado rico para prescindir de ella.
Nadie es demasiado pobre para no merecerla.
Da felicidad en el hogar y apoyo en el trabajo.
Es el símbolo de la amistad.
Una sonrisa da reposo al cansado.
Anima a los más deprimidos.
No se puede comprar, ni prestar, ni robar,
pues es una cosa que no tiene valor, hasta el momento
en que se da.
Y si alguna vez se tropieza con alguien
que no sabe dar una sonrisa más,
sea generoso, déle la suya.
Porque nadie tiene tanta necesidad de una sonrisa
como el que no puede dársela a los demás.

MOHANDAS KARAMCHAND GANDHI

Mataji les explica:

—Mire, usted tiene su vista, tiene sus manos, tiene sus piernas, entonces, ¿de qué se queja? Encontremos la solución a su problema.

La ignorancia de la gente está en creer que está sumida en un gran drama, cuando en realidad está frente a un problema que tiene una solución.

El presente eterno

Krishnamurti, el maestro de Mataji, solía enseñar que lo único verdaderamente real es el presente. Y ella, para demostrarlo daba el siguiente ejemplo: se colgaba una cadena sobre el dedo índice, y decía que el dedo era el presente, y señalaba cada una de las secciones que colgaban como el pasado y el futuro respectivamente. Y decía, a medida que tiraba de la cadena: "En cada instante el futuro pasa por el presente y se convierte en pasado; este proceso no se detiene: entonces tenemos que hacer lo mejor que podemos en el presente, porque es lo único real. Mucha gente vive en el futuro, planeando lo que hará. Pero cuando llega, las cosas suceden de una manera totalmente diferente. Otros se quedan anclados en el pasado. Lo que vale es el presente, que es eterno. Entonces tenemos que tratar de hacer lo mejor que podemos en el presente y gozarlo plenamente".

El ser humano tiene dos grandes aptitudes: una, la de sufrir por todo lo que la vida no le dio y/o le quitó, y otra, la de disfrutar de las cosas que la vida le sigue dando a pesar de lo que le quitó, no le dio, o le negó. Pero los hombres tenemos también una limitación: no podemos en un mismo instante sufrir y disfrutar. Siempre hay una fracción de segundo entre un pensamiento y otro. ¿Por qué no centrarse entonces en aquellas cosas que la vida nos sigue dando, a pesar de las tristezas y las pérdidas? Y además, si es una cosa pequeña, ¿por qué no hacerla grande?

El ser humano *tiene* una capacidad infinita para sufrir o disfrutar. ¿Por qué no reflexionamos en que si la vida me quitó el 90 por ciento de mi oportunidad de disfrutar, me queda el 10 por ciento, ¿y cuánto es el 10 por ciento de infinito? INFINITO. Vinimos a alcanzar la felicidad. Y si no la alcanzamos, es por ignorancia.

Nuestro tiempo de vida es irrepetible. Nos preocupamos por el dinero que tenemos en el bolsillo, pero el dinero se va y puede volver. Nos preocupamos por nuestra salud, pero la salud se va y también puede volver, aunque sea parcialmente. Pero nuestro tiempo de vida se va y no vuelve nunca más. Este día de hoy, esta hora, estos minutos son irrepetibles. Volverán otros días pero ninguno será como el de hoy. Nuestro tiempo de vida es el único bien no renovable que tiene el ser humano.

Y además no sabemos cuánto nos queda en el bolsillo. Si nosotros tenemos un campo de petróleo, podemos hacer una prospección de cuántos barriles podemos sacar del pozo. Pero yo, mirando a los ojos de alguien, o mirando las palmas de las manos, ¿puedo decir a ciencia cierta cuántos años, horas, minutos de vida le quedan? Y sin embargo, nosotros nos preocupamos más por nuestra salud, por nuestro dinero que por nuestro tiempo de vida. Cuando empiezo a tomar conciencia de la importancia y el valor de cada instante de mi vida, dejo de dedicarles tiempo a las mil y una banalidades que me acechan. Me engancho menos en los problemas y más en las cosas que me hacen sentir bien. Si integro mi mente y mi cuerpo en el presente, entonces el pasado y el futuro incierto desaparecen. Y recién entonces disfruto de este momento. La mente debe ir siempre caminando con el cuerpo, no debe quedar rezagada atrás, ni dispararse hacia adelante. Muchas veces el cuerpo y la mente no están integrados: la mente puede estar un minuto antes o un minuto después. Una hora antes o una hora después. Un año antes o un año después. Entonces, no hay vivencia integral sino una superficial y parcial. El Yoga une cuerpo y mente para que el hombre viva cada instante plenamente.

Decía un antiguo poema Zen:

Cuando me siento, me siento
cuando como, como
cuando camino, camino
cuando hablo, hablo
cuando escucho, escucho
cuando observo, observo
cuando toco, toco
cuando pienso, pienso,
cuando juego, juego,
y gozo de la sensación de cada momento y cada día...

El ser humano no aprovecha el don de vivir con intensidad. Pudiéndolo lograr, prefiere muchas veces desdoblarse y vivir las experiencias de manera desarticulada. Hay hechos que nos pueden tirar para el pasado, como nuestras malas acciones. Pero si hicimos algo mal, en lugar de quedarnos anclados en el remordimiento, es mejor acercarse a la persona y pedirle perdón para volver a vivir en el presente, en este instante que es eterno. La muerte de un ser querido también nos puede arrastrar al pasado. Pero si la aceptamos, los recuerdos serán circunstanciales y no nos quedaremos en el ayer, aunque siempre volvamos para recordarla. La vida sigue transcurriendo y no debemos olvidar que nuestro objetivo es llegar a ser felices.

La vida me pasó tan rápido

La mente no tiene tiempo; el alma tampoco. Cuando mi maestra cumplió noventa y nueve años, recuerdo que estaba descansando en su hamaca paraguaya, y me acerqué y le pregunté:

—Mataji, ¿cómo se ve la vida desde los "cien menos uno"?

Y ella, con sus ojos brillosos como dos estrellas, me respondió:

—David, siento que la vida me pasó tan rápido…

Fue asombroso: si a ella que recién había cumplido esos años la vida le había pasado tan rápidamente, ¿qué nos quedaba a nosotros?

Mataji agregó:

—…Y tengo tantas cosas por hacer…

Yo volví a insistir:

—Pero Mataji, ¿usted se siente de esa edad?

—David, yo digo la edad justamente porque no la siento… me siento mucho más joven que mis 99 años…

En la medida en que la mente se sienta joven, la vida sigue fluyendo; en la medida en que la mente tenga planes y esté motivada, somos jóvenes. ¿Cuándo empezamos a morir? Cuando dejamos de soñar…

Hace unos años, a insistencia de unos amigos, Mataji fue a visitar a un doctor. Después de hacerle todos los estudios, el doctor la miró asombrado y dijo:

—Yo no entiendo: a usted no le funciona esto, no le funciona lo otro. No sé cómo está viva usted.

Entonces Mataji le respondió:

—¿Sabe qué pasa? Yo no tengo tiempo para estar mal. Tengo muchas cosas por hacer.

El doctor Deepak Chopra sostiene que se ha comprobado que las personas que dicen estar demasiado ocupadas para enfermarse gozan de una salud superior al promedio. Por el contrario, quienes se preocupan excesivamente por las enfermedades son presa de ellas con mayor frecuencia.

¿Qué quiere decir esto? Que hay gente que a pesar de estar enferma, sobrelleva su dolencia porque su mente está focalizada en todas las cosas que tiene por delante. En cambio, cuando una persona se concentra en los dolores que padece su cuerpo, empieza a debilitarse. No tenemos que "darle pasto a la enfermedad", sino ocupar la mente en cosas elevadas para el espíritu que comprometan también al cuerpo.

Algunos alumnos recuerdan cuando Mataji tenía 85 años y decía que le quedaban dos años más y se retiraba; después cumplió 90, y volvió a decir que le quedaban otros dos años para retirarse. Y cuando llegó a los 98 lo mismo. Ella responde:

—Es que me sigo sintiendo útil. Además, si sigo viviendo..., yo no me voy a suicidar, ¿no?

Cuando le desean una vida bendita, una vida larga, Mataji responde:

—¡Por favor! No la quiero vivir larga, es suficiente ya.

La clave está en ponerse metas pequeñas y realizables. No hacer grandes planes a largo plazo. Muchas veces uno tiene sueños u objetivos que son irrealizables, y a la larga es como no tener metas de ningún tipo, y vamos llevando esta carga en nuestras mochilas como una frustración. Un viejo proverbio chino dice: "Un viaje de un millón de kilómetros empieza por un primer paso". No nos damos cuenta, pero la suma de las metas pequeñas hace un gran objetivo. En sus súplicas, Gandhi solía rezar: "Dios, no te pido que me muestres el paisaje; tan sólo que me muestres el próximo paso".

Todos los días hay que preguntarse: ¿Qué puedo hacer

hoy para aportar mi granito de arena? Lo que importa no es que la meta sea grande, sino que sea motivadora y realizable. En la medida en que uno concreta sus propósitos, es feliz. Siente que el tiempo que pasa se vive con plenitud, a pesar de los dolores, de la situación económica, de las dificultades. Siente que es feliz porque concretó proyectos. Un consejo que Mataji nos enseñó y que siempre damos a nuestros alumnos es anotar las cosas que se concretan, y poner como proyecto lo que ha quedado incumplido. Porque lo que vale es que la persona concrete: levanta la autoestima y, como consecuencia natural, mejora el sistema inmunológico. Y si mejoran las defensas, somos menos permeables a las enfermedades. Y si tenemos salud, podemos desarrollar todas nuestras actividades.

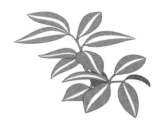

10. La fe

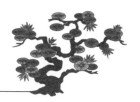

"Cuando las personas que vienen a verme se curan, es porque habían puesto en su mente que se iría a producir su curación: es el poder de la mente".

INDRA DEVI

Una vez se le acercó un señor a Mataji que padecía el mal de Parkinson. La había visto por televisión y estaba convencido de que ella lo podía curar. Nuestra maestra se asombró:

—Perdóneme, pero, ¿cómo voy a curarlo yo, que no sé nada de esto?

Pero él tenía la fe puesta en ella. Entonces empezó a venir todos los días, y Mataji le hacía practicar una pequeña relajación. A través de estos momentos de tranquilidad y de algunas respiraciones, el nivel de temblor fue disminuyendo. Llegaba al final de la relajación con un mínimo estremecimiento. Y después, cada vez que iba a una de sus charlas, le decía a la gente:

—Esta señora me curó de Parkinson.

A lo que ella respondía:

—Yo no curé nada. Fue el Yoga. Y el poder de la mente.

Él creía que ella lo iba a curar y se curó. Después de eso, Mataji le pidió al hombre que no le contara a nadie que ella lo había curado. Pero él estaba convencido de que así había sido. Ella insistió, entonces, pues tenía miedo de que llegara mucha gente con Parkinson y no saber qué hacer con ella.

La palabra junto con la mente tiene una fuerza tremenda.

Cada pensamiento tiene poder positivo o negativo, de acuerdo con el que lo proyecta. Nos convertimos en aquello que estamos pensando constantemente: podemos triunfar o fracasar, estar sanos o enfermos, ser felices o infelices según lo que pongamos en nuestra mente. La persona que está reflexionando en que todo le va a salir mal, terminará por fracasar. Porque el poder de la mente por sí solo no es ni positivo ni negativo, sino que opera de ambas maneras, según cómo lo dirijamos. Por eso es importante, según Mataji, dar Luz y Amor a todos, a los que nos quieren y a los que no nos quieren, porque la Luz y el Amor son más fuertes que el odio y la oscuridad.

Cada uno de nosotros tiene entonces una fuerza: la fuerza de la palabra, la fuerza del pensamiento, pero no la usa. Y si recurre a ella, es para algo malo. Entonces dicho poder a la corta o a la larga se volverá en nuestra contra. Nunca tenemos que usar lo que es divino en nosotros para hacer daño a otra persona, ni con palabras, ni con hechos, ni con pensamientos.

Mataji acostumbraba hacer la prueba de la fuerza del pensamiento en distintos ámbitos. Primero elegía a un individuo, lo

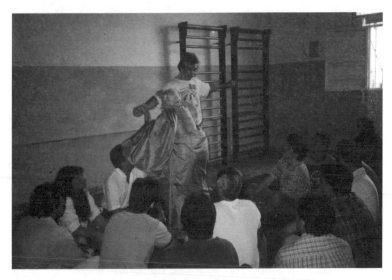

La prueba de la fuerza del pensamiento

174

hacía salir de la sala, y mientras tanto nos hacía pensar cosas positivas sobre dicha persona. Luego, cuando volvía a entrar, le pedía que alzara los brazos para los costados. Cuando intentaba bajárselos, no podía. Pero después nos hacía pensar en que esa persona era una inútil, que no servía para nada, que era una mala persona, un borracho, que maltrataba a los animales y a los niños, repitiendo en nuestra mente la palabra *malo* varias veces, y cuando lo volvía a invitar a la sala e intentaba bajarle los brazos, éstos caían fácilmente. Con ello demostraba que cada pensamiento tiene fuerza, que hay que utilizar palabras agradables, positivas, llenas de luz, porque de lo contrario se hace mucho daño. Por medio del lenguaje podemos cargar de energía a otro o quitársela; abrirle el horizonte o achicárselo.

Anécdotas y experiencias

Uno de los beneficios del Yoga es precisamente descubrir la fuerza de nuestra mente y usarla. El que hace Yoga con regularidad se da cuenta de que puede lograr cosas sorprendentes: sólo depende de él y de su capacidad de aprender a dirigir y emplear sus pensamientos. Mucha gente, cuando desea algo, o bien siente deseos muy vagos o lo anhela con tanta desesperación que se pone tensa y pierde el dominio sobre su voluntad. Para dominar a esta última hay que separarse del objeto deseado. A menudo no es sino cuando uno se desinteresa de lo que anhela con fervor que lo consigue.

Cuando Mataji tenía 89 años, había viajado a la India y llegó al aeropuerto de Trichi, en el Estado de Tamil Nadu. Bajando del avión, un señor quiso ayudarla con su bolsito de mano, y ella se lo dio. Pero el hombre iba muy rápido y ella quería darle alcance. Cuando bajaba la escalera del avión pisó mal, cayó sobre el codo, y se fracturó el brazo. La llevaron de emergencia al hospital de Trichi y le pusieron un yeso. El médico le comunicó que debía operarse con urgencia. Mataji miró al doctor y le dijo:

—Yo no me voy a operar. Me voy ya mismo.

El doctor la miró a su vez y le dijo:

—Señora, si usted no se opera, no podrá volver a usar su brazo y sentirá muchísimo dolor.

Mataji le respondió:

—¿Sí, doctor?

Ella es muy testaruda y se fue del hospital. Suspendió el viaje por la India y volvió a Tecate, México, a casa de Rosita. Allí Mataji agarró una tijera, cortó el yeso y comenzó desde ese día a hacer una rehabilitación intensa. Todos los días ejercitaba su brazo tres o cuatro horas por día. Al principio no podía levantar el brazo más que hasta la altura del pecho. No lograba abrirlo lateralmente ni estirarlo. Pero en ocho meses de trabajo recuperó el movimiento total del mismo. Al año siguiente volvió a la India, fue al mismo hospital donde había estado internada, y entró a ver al doctor. Cuando lo encontró, le dijo:

—Doctor, usted dijo que yo iba a sufrir mucho dolor y que no iba a poder mover mi brazo. Yo quiero mostrarle algo.

Entonces hizo una demostración sorprendente de los movimientos que podía lograr con su miembro superior. El doctor le respondió:

—Señora, usted lo pudo hacer porque usted tiene una mente asombrosa y la usa. La mayoría de nuestros pacientes tienen una mente pero no la usan, por eso necesitan de nosotros.

Con la práctica de Yoga uno aprende a usar su mente, a desarrollar esta capacidad como cualquier otro talento.

Hace unos años, cuando Mataji había ido de visita a Nueva York, estaba con uno de sus amigos que no creía en nada, y entraron a un hotel. En ese momento, ella se dio cuenta de que había perdido una de sus horquillas de pelo y le dijo a su amigo que la iba a buscar. Pero él creyó que era ridículo ponerse a buscar una pequeña horquilla en el lobby de un gran hotel, y le insistió que fueran a la peluquería que estaba muy cerca para comprar otra. Pero Mataji quería continuar buscándola allí mismo. "Yo la voy a encontrar", decía. Y buscaron y buscaron, pero no la pudieron hallar. Entonces cuando llegaron al ascensor, vieron allí en el piso una horquilla. Y es que cuando uno pone su mente en algo, eso que uno quiere se hace realidad. Tal vez no suceda inmediatamente, pero una vez que uno lo fijó en su pensamiento, la búsqueda continúa en otro plano. Y cuando menos lo esperamos, encontramos lo que anduvimos buscando durante tanto tiempo. Mataji siempre agrega: "Yo quiero esto si es bueno para mí, y si es Su voluntad, lo voy a encontrar".

En sus charlas, Mataji solía contar la historia de un señor que tenía un problema y el doctor le recomendó un remedio. Cuando el paciente volvió a las dos semanas, el doctor le preguntó: "¿Compró el remedio?" Y el hombre respondió que sí, y que se sentía mucho mejor. "¿Y lo tomó?", preguntó otra vez el doctor. El paciente contestó: "Mire, usted me dijo que fuera a la farmacia y lo comprara, pero no que lo tomara. Además, en el frasco decía guárdese bien cerrado y en un lugar seco, y así lo hice".

Es en la mente donde tienen origen todos los temores, preocupaciones y tensiones, así como también nuestros fracasos y éxitos, e incluso nuestro bienestar y nuestras enfermedades. Porque muchas veces nuestras dolencias físicas comienzan en nuestra mente. Hay estudios que revelan que cerca del ochenta por ciento de nuestras enfermedades tienen un origen psicosomático. Quiere decir que de cada diez personas enfermas, ocho padecen dolencias originadas en su mente, ya sea por el miedo, por la preocupación o por alguna emoción contraproducente.

La simple liberación de la tensión muscular, especialmente si es provocada por medios mecánicos, no puede dar entera satisfacción porque no afloja la mente. Debe por supuesto tratar de desprenderse naturalmente de la tensión física, siempre que se le presente la oportunidad de hacerlo. La práctica del Yoga ayuda a evitar la acumulación de nudos y contracturas. Pero es esencial considerar el origen de todo en la incesante actividad de la mente.

Cuenta Mataji que un hombre de negocios que fue a verla se rehusaba a admitir que su dificultad en conciliar el sueño se debía a un trastorno emocional.

"¡Es ridículo! —exclamó el hombre—. Si no logro conciliar el sueño se debe a la cantidad de ocupaciones que tengo, que no me dejan un momento libre. Mi médico me indicó que la respiración y la relajación del Yoga me podrían ayudar. Pero yo no soy un histérico. ¡Soy un hombre de negocios y con mucho éxito, por cierto!"

Luego este hombre confesó que el negocio no iba tan bien como quería, que trabajaba en exceso y que a veces se sentía agotado. Últimamente había tenido un disgusto con su hermano, también su socio, y esta situación le había hecho mucho mal. Su malestar había comenzado justamente al día siguiente de discutir con su hermano, y a pesar de negarse terminantemente a entablar una conversación con él al principio, Mataji logró que lo fuera a ver. Después de hacerlo, su cuerpo se aflojó y desaparecieron sus tensiones. Desde entonces ha podido dormir con tranquilidad y ya no está agobiado por las preocupaciones.

Cuando el individuo se declara incapaz de dominar su mente, está expuesto a que le sucedan todo tipo de calamidades, como le sucedió a Juan Pérez en una mañana de su vida.

Juan Pérez se levantó un día en un estado de ansiedad tal que provocó una cadena de desastres. Empezó buscando su cinturón, y como no lo encontraba por ningún lado, eso lo puso aún más nervioso y de peor humor. Entonces salió al jardín para tomar el desayuno, y cuando estaba con la taza de café en la mano vio que el cinturón estaba entre la hierba que crecía debajo de su ventana. Pero cuando su mujer salió y lo vio, exclamó:

—¡Cuidado, que es una culebra!

El hombre retrocedió de un salto, chocó contra la empleada que traía la bandeja del desayuno y volcó el café, que no sólo se derramó sobre su traje recién estrenado, sino también sobre su pequeño hijo que estaba corriendo por el jardín y se había acercado para ver la serpiente; al quemarse, el niño lloró con dolor. Finalmente, llegó el jardinero dispuesto a matar a la culebra con su pala, pero al acercarse se sonrió.

—¡Pero no es una culebra... Es sólo la manguera de riego que yo dejé aquí esta mañana!

La conclusión es que la nerviosidad del señor Pérez llegó a contagiar todo el clima de su hogar: donde había una manguera él vio primero un cinturón y después una culebra. Sus dos apreciaciones fueron imaginarias, pero las consecuencias de las mismas fueron completamente reales: su pequeño hijo se quemó, la vajilla de desayuno se hizo pedazos, su traje recién estrenado se manchó, y el día se arruinó para todos.

Si la mente del señor Pérez se hubiera conservado tranquila, no se hubiese irritado ni hubiese perdido la paciencia. Allí donde había una vieja manguera de jardín no habría visto ni su cinturón ni una culebra.

Haciendo buen uso de nuestra mente podemos no sólo liberarnos de todos nuestros temores, sino triunfar en cualquier cosa que nos propongamos hacer y llevar una vida tranquila, libre de todo desasosiego.

Que se haga Su voluntad

La mente es poderosa. Pero desconocemos su poder y no lo usamos. La mayor limitación que tiene el ser humano está dentro de él mismo, en el preconcepto de su propio poder. En las clases vemos personas que se quejan de que no pueden hacer una postura, aun antes de intentarlo. Entonces les decimos que visualicen la postura hecha correctamente, en su mente. Y en la medida en que se visualice la imagen de uno —o de otros— haciéndola adecuadamente, la postura va a ir saliendo.

"Me acuerdo una vez —dice Mataji—, cuando estaba dando clases, vino una señora con el pie torcido. No podía hacer nada. Le dije: 'Siéntese y haga cada una de las posturas con su mente'. Sucedió algo sorprendente: durante dos clases permaneció inmóvil, haciendo todo en su cabeza. ¡Pero en la tercera, logró hacer posturas que no había conseguido realizar ni siquiera antes de torcerse el pie! Y este impresionante resultado lo logró solamente ejercitando su mente, por lo que es una prueba más de la fuerza increíble de nuestro pensamiento. Si no lo usamos es porque desconocemos su potencial".

Un nuevo horizonte se abre cuando nuestra actitud se vuelve positiva: hay que pensar que hoy tengo que hacerlo lo mejor que puedo. Y esa postura que nos resultó tan difícil de realizar al comienzo, finalmente un día sale. Porque así como las enfermedades primero nacen en nuestra mente y después se materializan en nuestro cuerpo, también las cosas que son buenas, tenemos primero que ponerlas en nuestra mente para después materializarlas en nuestra propia vida. Quiero esto para mí. Y si es bueno, que venga. Y si no lo es, que no se materialice. En fin, que se haga Su voluntad. Cuando estamos con buen ánimo, mejora la autoestima, se incrementa el nivel de defensas, y aumenta el bienestar general del cuerpo.

Puesto que la concentración y la meditación le proporcionan al ser humano mayor poder interno, debemos estar siempre muy pendientes para no concentrarnos, ni meditar sobre la consecución de deseos indignos, destructivos o egoístas. Y como en ocasiones no estamos seguros de si un deseo es egoísta o no, debemos decirnos siempre: "Deseo esto, solamente si es digno de mí". Lo mismo sucede con lo que la gente piensa de nosotros. Todo nos influye, y cuando una persona está pensando mal de mí, de alguna manera me afecta. Tanto, que pueden bajar mis fuerzas físicas, mi rendimiento mental y mis defensas generales, si dejo que esa clase de pensamientos entren en mí.

Así, hace miles de años, la maldición que condenaba a todo aquel que transgrediera una tumba de un faraón en Egipto encontró terreno fértil entre los hombres de una expedición, y todos terminaron muriendo en forma abrupta o violenta. El poder de la mente pudo más que el deseo de vivir. Por eso tenemos que cuidarnos con cada palabra que decimos. Junto con el pensamiento, tienen una fuerza tremenda. Siempre hay que dar Luz y Amor a todos: sin importar el odio o el daño que nos puedan ocasionar.

La voz interior

Cada uno de nosotros tiene una voz interior que le señala el camino que debe recorrer. En diciembre de 1984, cuando falleció el esposo de Mataji en Ceylán, ella quedó totalmente sola, pero también completamente libre y pensó que era un buen momento para venir a vivir en la Argentina.

Había visitado este país en cuatro ocasiones anteriores: primero en el '82, invitada por un grupo de Sai Baba; luego en el '83, después en el '84 y finalmente en el '85, y en cada oportunidad, miles de personas se habían acercado a sus charlas y seminarios, manifestando un vivo entusiasmo por escuchar su mensaje. Pero nuestra maestra tenía una situación privilegiada en la India. Ella colaboraba directamente en el Ashram de Sai Baba, adonde llegan entre 5.000 y 10.000 personas por día, dedicándose a introducir las enseñanzas de este Swami a las delegaciones extranjeras. Además era el nexo para cualquier entrevista con el maestro y el punto de referencia para toda persona que se encontrara fuera del círculo de éste. También era la encargada de los programas de meditación y de Yoga. Por todo esto, era recibida con todos los honores cuando viajaba a los distintos puntos de la India. Su situación era desde todo punto de vista inmejorable.

Venir a la Argentina era dejar algo seguro por algo incierto. No sabía si seguiría gozando de la misma repercusión que había experimentado anteriormente.

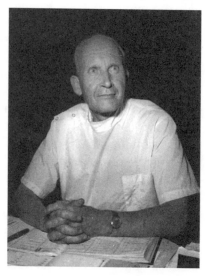

Dr. Knauer, esposo de Indra Devi

181

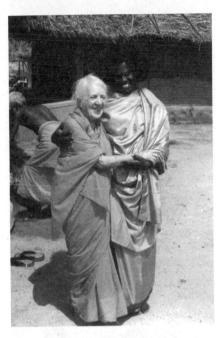
Mataji con Swami Premananda

Una cosa es el poder de convocatoria que se puede mantener en una o dos charlas, y otra muy distinta satisfacer esa necesidad del público a lo largo del tiempo. Además, ya tenía 85 años.

"Todos mis amigos me decían que estaba totalmente loca —recuerda—. 'Mataji, acá en la India tiene una casa, amigos, gente que la ayuda en su trabajo, ¿qué está buscando allá?' Dije: No sé, pero siento que tengo que ir a la Argentina". Se mudó y está muy contenta. Y aún ahora cuando le preguntan: "¿Por qué la Argentina? ¿Qué tiene en la Argentina?", siempre dice: "En la Argentina no tengo auto, no tengo bienes, pero tengo argentinos, y muchos".

En otro momento, su voz interior la guió para conocer a Swami Premananda, de quien decían era la reencarnación de Swami Vivekananda, su ángel protector. Este monje era joven y casi con los mismos poderes paranormales que Sai Baba, y la recibió con los brazos abiertos. Cuando el círculo de Sai Baba se enteró de que ella había ido a visitar al Swami Premananda, le impuso severas condiciones para seguir manteniendo sus responsabilidades y privilegios en el Ashram. Allí, Mataji eligió irse y ser libre. Nunca dejó de sentir un gran afecto y respeto por su maestro, Sai Baba, pero tuvo que dejarlo. "Yo escuché mi voz interior, que me indicaba que no aceptara ningún tipo de condicionamientos, y seguí adelante", dice Mataji.

El Yoga y Dios

El Yoga prepara al cuerpo para que sea instrumento de la experiencia espiritual, pero cuando hablamos de su aspecto espiritual no queremos que se interprete como religioso, porque el Yoga no es una religión, sino una filosofía y práctica de vida que nos ayuda a reencontrarnos con la salud y con la felicidad. Mataji trata de no usar la palabra Dios, porque cada uno tiene una idea diferente de lo que es Dios. Cada uno lo explica a su manera y piensa: "Yo tengo razón y usted no". Y normalmente se equivoca, porque Dios no tiene forma; Dios no tiene principio ni fin, no tiene límite. Y, ¿cómo gente con cerebro limitado puede explicar lo que no tiene límite?

En lugar de ello, se debiera tener la humildad para decir: "Dios es tan alto que no puedo ni captarlo ni explicarlo. Lo único que puedo hacer es entregarme y decir: 'Que se haga Tu voluntad'". Y normalmente Mataji va más allá: "Dios es Luz y Amor. Es una FUERZA tan grande que yo no puedo explicarla", ella siempre nos recuerda: "Las religiones en general, sin darse cuenta quizás, desunen a la gente; y el Yoga, por el contrario, une, pues no hace diferencia de tipo religioso, o de raza, color, clase social, o nivel intelectual a la que se pertenezca".

En efecto, el Yoga trabaja sobre aspectos comunes, esenciales a cada una de las corrientes filosóficas y religiosas. Pero no intenta sacar a nadie de su propio charco sino que cada uno sea mejor dentro del mismo, que sea mejor dentro de su propia religión. El que es un cristiano, que sea un mejor cristiano; el que es un judío, que sea mejor judío; el que es un mahometano, un mejor mahometano; el que es ateo, un mejor ateo. Por sobre todas las cosas, lo que buscamos a través del Yoga es que la persona sea cada vez más humana. El yogui puede pertenecer a cualquier religión o carecer de ella en absoluto. En este caso, generalmente es él mismo quien establece su relación con la Realidad Última de manera directa, una vez que se ha aproximado a ella.

En noviembre del año 1984 se realizó un congreso de religiones aquí en Buenos Aires al que asistió Mataji. Cuando subió a la tarima en donde estaban sentados los sacerdotes de las distintas religiones, ella vio que estaba inscripta como representante del hinduismo y dijo: "Yo no represento al hinduismo; no represento a ninguna religión, ni siquiera a la religión en la que nací en Rusia —la Iglesia Ortodoxa Griega—. Yo represento al Yoga".

A esos mismos sacerdotes más tarde les preguntó:

—¿Cómo gente con cerebro limitado puede explicar lo que no tiene límite, lo que no tiene principio ni fin?

Y ellos no supieron responderle.

¿Cuántas guerras se han hecho en nombre de Dios? ¿Cuántas armas se han bendecido en Su nombre? Dios no puede glorificar las armas con las cuales vamos a matar. El mensaje de Jesús fue: "Ama a tu prójimo como a ti mismo". No dijo, al prójimo de tu religión. Dijo al prójimo de todos los credos y de todas las razas. Dios no puso límites, no estableció fronteras, no dibujó mapas; pero el hombre busca permanentemente dividir y separar. En lugar de decir, Dios es demasiado alto para explicarlo y no podemos comprenderlo, los hombres se pelean entre sí. Esta forma de pensar nos ha valido muchas veces dificultades con las Iglesias, ya que algunas de ellas se consideran las intermediarias excluyentes entre Dios y los hombres. El Yoga propone una conexión directa entre el individuo y Dios o Fuerza Superior.

Las religiones tratan de explicar e interpretar a Dios, tratan de darle forma, de asignarle rutinas, hábitos, servicios, que no son los que Dios ha impuesto, sino los que el hombre le ha atribuido. Con frecuencia proyectamos nuestras propias debilidades a Dios, olvidándonos de que se trata de la divinidad y hablamos de Él como si estuviese influido por la ira, los celos o la vanidad. Y si no, ¿por qué habríamos de usar las expresiones "Dios te castigará" o "Dios se enojará"? Concebimos en Dios a un ser que exige adoración y lisonjas, que pide obediencia y lealtad, que castiga cuando siente cólera y que distribuye favores cuando está satisfecho, a quien es preciso apaciguar, mos-

"Muchas personas vienen y me dicen: 'Rece por mí', y yo les digo: 'Yo nunca rezo'. Se puede adorar a Dios, pero no pedirle cosas. La mayoría de las personas se dirigen a Dios pidiéndole algo como limosneros: '¡Dame esto!' '¡Dame lo otro!' Si decimos: 'Que se haga Su voluntad', no deberíamos pedir nada; pero como estamos hechos a imagen de Dios podemos tener nuestros deseos; puede ser por ejemplo el deseo de hacer un viaje. Muy bien, pero si le pedimos a Él tiene que ser agregando: 'Si es Tu voluntad'. Porque a la larga no sabemos lo que es mejor o peor para nosotros".

"Una vez mi mamá quiso hacer un crucero —recuerda Mataji—, pero a último momento decidió no ir porque tenía complicaciones. Poco tiempo después, se enteró de que el barco había naufragado... Entonces estaba contentísima de no haber ido..."

INDRA DEVI

trarle agradecimiento y adorar, así como recordarle las necesidades y preocupaciones que nos aquejan. A veces, Dios es alguien con quien hasta se puede regatear:

—Si me das lo que te pido, haré tal sacrificio o llevaré a cabo tal o cual acto de agradecimiento.

En realidad, no deberíamos pedirle a Dios ningún tipo de favor, y como dice Swami Vivekananda: "Aquellos que creen en Dios, deben rezar, pero no para pedir dinero, ni salud, ni el cielo..., sino para alcanzar conocimientos y luz. Toda otra clase de oración es egoísta."

Nunca debemos convertir una experiencia espiritual en un medio para sacar algún provecho o beneficio terrenal. Las oraciones y la meditación deben ayudarnos a "acumular riquezas en el cielo", a acercarnos más a la divinidad y a profundizar nuestra experiencia espiritual.

Espiritual y/o religioso

Una persona espiritual no es necesariamente una persona religiosa. En 1960, Mataji dio una conferencia en Moscú a la cual asistió, entre otros, Mikoyan, quien le hizo esta misma pregunta: ¿Ser espiritual es ser religioso? Y Mataji le preguntó si Leon Tolstoi era un ser humano espiritual. Sí, no había duda de eso, a tal punto que lo llamó "gigante espiritual". Pero, sin embargo, cuando murió, la Iglesia le negó un funeral. ¿Por qué? Porque no era "religioso". El ser espiritual y el ser religioso no es la misma cosa. Se puede ser muy religioso y no ser espiritual. Se puede ser espiritual y no religioso. Se puede ser ambas cosas. Pero no son lo mismo. Y por eso el Yoga nada tiene que ver con la religión. Puede permanecer de manera ajena a una religión, pero poco a poco uno se conecta con algo que está más allá de uno: para uno es Buddha, para otro es Cristo, para otro es María. "En Yoga cada uno descubre que tiene la chispa divina en su corazón, que es parte de la divinidad, que tiene la fuerza y que tiene la posibilidad de ser libre y desarrollar al ser de luz y amor que lleva dentro suyo", explica Mataji.

El Yoga nos ayuda a crear el estado de conciencia que el individuo necesita para unirse con el Supremo. Comienza con el trabajo del cuerpo, los trabajos respiratorios, y la disolución de los focos de tensión a fin de que la energía circule, para llegar al último paso, el más importante, el de la meditación, a través de la cual puedo encontrarme con la chispa de la divinidad que hay en mí y conectarme con la energía superior. Este método puede ser practicado por una persona de cualquier religión o incluso de ninguna.

En una charla le preguntaron a Mataji: "¿Puede ser que un criminal, un asesino, también tenga la chispa divina?". Y Mataji le respondió: "Sí, la tiene. Pero muy tapada. Supongamos que tenemos una planta de repollo. Le hacemos un agujero en el medio y le ponemos una luz adentro. Por fuera, ¿usted ve la luz?". La señora respondió que obviamente no. Mataji le explicó: "¿Sabe una cosa? El criminal tiene la chispa divina de esa manera: tan tapada que no se puede ver. En la medida en que se le empiezan a sacar las hojas a ese repollo, la luz comienza a vislumbrarse. En la medida en que se empiezan a cambiar las actitudes del criminal, se podrá percibir la chispa divina que mora en su interior. En esta vida podemos acercarnos a esa divinidad a través de un trabajo personal y netamente individual, en el cual tratamos de mejorar nuestros actos, deseos, pensamientos y actitudes".

La mujer volvió a insistir: "¿Pero algunos no viven en la oscuridad?".

La respuesta de Mataji: "La oscuridad no existe. Lo que existe son distintos grados de luz, de pensamientos y de actitudes. Algunos van a iluminar el camino, otros lo van a oscurecer. Pueden estar en nuestro mismo nivel de luz, o en uno más arriba o más abajo. Y de acuerdo al lugar en el que estamos, decimos: 'Éste es un ser luminoso' o 'Éste es un ser oscuro'".

Hemos sido hechos a imagen y semejanza de Dios, pero muchas veces no reflejamos esa imagen. El entrenamiento del Yoga va descubriendo poco a poco los senderos que no sabíamos que existían, hasta llegar a una unión completa con Dios. Y entrar en contacto con Él significa entregarse a la voluntad superior.

En la India la unión con Dios es permanente y cotidiana. Mataji siempre dice que nació en Rusia pero que su patria espiritual es la India y su amor, la Argentina. En Occidente hay una gran distancia entre Dios y nosotros. Dios está encerrado en la mezquita, en la iglesia, en la sinagoga. En la India acompaña a la gente en su diario vivir. Esto es posible porque Dios mora en nosotros, en nuestros corazones, y para lograr dicha conexión sólo hay que "llamar" con la constancia necesaria hasta lograr la unión con Él.

El miedo

Sai Baba le dijo a un discípulo en una de sus charlas: "Yo soy Dios y usted también. La diferencia es que yo lo sé y usted, no".

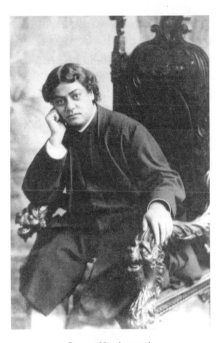

Swami Vivekananda

"El hombre es como un Dios asustado", dice Mataji. El ser humano tiene miedo de todas las cosas que lo rodean: tiene miedo del futuro, tiene miedo de salir y estar con la gente, tiene miedo del trabajo, y principalmente tiene miedo de morir. Y el temor es actualmente la causa de gran parte de los sufrimientos y miserias que padece el ser humano. El estrés, la tensión, los nervios, la inquietud, la inseguridad, la desconfianza son el resultado del miedo, que nos tiene en sus garras. Temor a la muerte: "¿Qué me espera: el cielo o el infierno?". Temor a la vida: "¿Qué hago si fracasa mi proyecto?".

Swami solía reflexionar: "La razón básica de nuestro miedo es la falta de conocimiento de nuestro 'yo verdadero', que es indestructible y eterno".

La práctica del Yoga nos ayuda a liberarnos del miedo, porque nos da confianza en nosotros mismos. Uno se da cuenta de que tiene la chispa divina: si lo sabe, es invencible y puede lograr lo que quiere.

También Swami Vivekananda decía: "El Yoga es el camino a la eterna libertad de toda atadura, y hasta un pequeño progreso nos libera del miedo".

Mataji misma fue muy miedosa de niña, y principalmente les tenía miedo a los féretros y a la muerte. Cuando veía pasar una procesión fúnebre quedaba muy mal. Aún hoy sigue conservando ciertos temores relacionados con la muerte. Nos pide que cuando muera, por ejemplo, esperemos tres días para cremarla, porque dice que siempre tuvo la sensación de que en alguna vida anterior fue enterrada viva. Ella ha leído que muchas personas al ser desenterradas de sus tumbas, dan la sensación, por la posición de sus huesos, de haber sido enterradas vivas... Por eso nos pide que esperemos.

Poco después de que comenzó a practicar Yoga, y cuando volvía en el barco que la traía de vuelta a Europa, se desató una horrible tormenta y la nave comenzó a moverse. Normalmente en estos casos, ella era presa de un gran pánico. Pero en esa ocasión sintió que no le afectaba la tormenta. Y se dio cuenta de que había sido el Yoga lo que le había traído la paz. En ese momento tuvo la fuerza para afrontar el temporal; hasta el capitán, que la conocía de viajes anteriores, estaba asombrado. "Con el Yoga no sólo superé los miedos sino que también aprendí a ser libre; y no cambiaría eso por nada".

La cortina invisible

Tenemos una cortina que nos separa del mundo. Ellos allá y yo acá. Tenemos miedo de abrirnos. Pero cuando levantamos esta cortina, la vida cambia.

Una vez, en el Uruguay después de dar una charla, invitaron a Mataji a una exhibición de cuadros. Cuando llegamos le presentaron al ministro de Turismo. El ministro le preguntó a qué se dedicaba y Mataji le respondió que a la difusión de la práctica del Yoga.

—Ah, ¡qué interesante! —le respondió el ministro.

—Y también —agregó ella— le enseñamos a la gente a tomar conciencia de la correcta respiración. Porque normalmente se respira con la tercera parte de los pulmones.

El ministro volvió a sorprenderse:

—¿En serio?

Entonces, Mataji le dijo:

—Mire, yo le voy a explicar.

Y puso las manos del ministro sobre sus propias costillas, apenas cubiertas por el sari. El ministro se puso muy nervioso.

Mataji decía:

—Usted no haga nada, solamente sienta lo que yo hago.

Estaban en el medio de la reunión. El hombre se puso de todos los colores; sentía una vergüenza atroz, y no sabía cómo escapar de esa situación. Aguantó tres o cuatro minutos y luego pudo despegar las manos de Mataji. Dijo:

—Señores, ha sido un placer.

Y se escapó corriendo.

Las personas tienen vergüenza de algo tan natural como es aprender a respirar; llevamos una cortina de inhibiciones delante nuestro. Permanentemente andamos por la calle con una actitud a la defensiva, tratando de protegernos de la agresión que nos puede venir. Siempre tengo que estar alerta, siempre preparado. Algunos alumnos incluso nos dicen que cuando entran en la Fundación, se pueden sacar la "armadura" que utilizan para protegerse de las agresiones y embates del mundo exterior.

Pero también es cierto que algunas personas parecen atraer las desgracias más que otras. Y no es porque sean descuidadas, sino porque se rodean de energía negativa; el Yoga nos enseña que la actitud positiva aleja las vibraciones nocivas.

Cuando sucede un acontecimiento desagradable, hay que ponerlo en el pasado. Tomar las precauciones necesarias, sí, pero no poner toda la atención en ello. ¿Pasó esto? Bueno, ya pasó. Miro hacia adelante. Es lo que hizo Mataji cuando perdió el dinero en el aeropuerto hace muchos años. Le restó importancia y siguió haciendo su vida. No hay que darle "pasto" a la preocupación, porque cuanta más energía se le da al problema, más crece el mismo.

—¿Conoce usted cuál es la verdadera causa de sus padecimientos? —le preguntó Krishnamurti a Mataji cuando recién la conocía—. Es el miedo... Aunque usted no se dé cuenta. Se siente usted desgraciada porque tiene miedo de enfrentarse con sus disgustos y desazones y trata de ocultarlos de alguna manera. Está deseando escaparse de ellos en lugar de examinar con tranquilidad y calma lo que los ha producido. Si realmente quiere liberarse de la causa de su tristeza tiene que estar sola, y al enfrentar esa soledad tiene que estar en plan de observación y alerta. Uno es completamente consciente cuando no trata de evitar algo, ni de escapar de lo inevitable, lo cual quiere decir que hay que estar solo. A través del éxtasis de esa soledad caerá usted en la cuenta de la verdad.

La soledad

Tenía razón Krishnamurti. Mataji siguió su consejo, aunque en ese momento no entendía cómo podía serle útil estar sola. Hasta entonces había creído que la simpatía y el cariño eran más beneficiosos que la soledad. Pero se equivocaba. Después de pasar unos días sumida en el llanto y la desesperación, se apoderó de ella un sentimiento de paz inexplicable. "Me pareció que todos los tormentos que había sufrido pertenecían ya al pasado".

A partir de ese momento resolvió dedicar unos días de silencio cada tanto para acudir en busca del consejero más sabio: su propio Yo. Además de no ver ni hablar con nadie, ayunaría, es decir, estaría ausente de todo y de todos. Y aunque al principio le resultara extraño estar sola en su habitación sin ver a nadie, escuchando música, leyendo a Krishnamurti, acerca del Yoga y la vida de los sabios y santos de la humanidad, se fue acostumbrando a estos momentos de soledad, a tal punto que resultaron fuente de energía e inspiración durante los momentos más difíciles de su vida.

El ayuno y el silencio

En cuanto al ayuno, es un método utilizado desde tiempos inmemoriales para lograr la purificación del cuerpo y la claridad de la mente. El ayuno capacita al cuerpo para liberarse de sus impurezas y sustancias tóxicas.

No es difícil resolver un problema cuando uno puede ver las cosas desde un punto de vista distante, como el observador que cae en la cuenta de los motivos verdaderos y objetivos que hay detrás de toda acción. No es posible hacer trampas, ni ocultar o tergiversar los hechos. Los pensamientos más recónditos y secretos salen a la luz y las propias acciones se presentan frente a uno con toda su objetiva desnudez. Entonces aprendemos lo que es bueno y lo que es malo, las razones que tuvimos para ver esto o aquello y lo que ha producido las reacciones de los demás.

Cuando terminaba el día de silencio, también debía concluir el ayuno, pero Mataji a veces los continuaba hasta la mañana siguiente, resistiendo el momento en que debía reincorporarse al mundo de ruidos y problemas. Era una sola vez al mes que observaba este día de quietud, pero era suficiente para obtener la energía que necesitaba a fin de superar los trances en su diario vivir.

Nuestra mente es como la memoria de una computadora. De vez en cuando debe ser revisada y limpiada para evitar que se atiborre de problemas insolubles, de pensamientos obsesivos, de esperanzas fracasadas que traen aparejados el temor y la angustia. Sin duda estaríamos mucho mejor si dedicáramos un pequeño tiempo al silencio, para evitar que todo lo que tenemos guardado no estalle en un estado de depresión, de cansancio o de alguna dolencia grave.

Si usted no dispone de un día entero para dedicarle al silencio, procure que por lo menos sea una hora al final del día, para reflexionar con detenimiento acerca de sus actos y todos los pensamientos, sentimientos y motivos que los acompañaron. No disimule ni oculte nada. Enfréntese con la verdad. No se justifique ni se disculpe. Tampoco le eche la culpa a nadie de sus errores. Esfuércese por descubrir cuáles fueron y por qué los cometió. Será la única forma de iniciar un cambio. Ya lo decían los sabios en la Antigüedad: "Conócete a ti mismo".

Recuerde que no es lo mismo "estar solo" que "estar en soledad". Una persona que pasa sus momentos solitarios llenando su cabeza con pensamientos frívolos y superficiales no estará aprovechando este momento y quedará con la misma sensación de inutilidad y vacío que venía arrastrando dentro de sí.

Para estar realmente en soledad debe usted entregarse a la contemplación y a la meditación, como las hemos explicado más arriba, examinando todos los aspectos de su interioridad. Así podrá aprovechar de veras estos momentos para reconocerse tal cual es y resolver sus problemas.

Y cuando termine su pequeño rato de meditación, Mataji recomienda repetirse a sí mismo las siguientes palabras:

La Luz está en mí
La Paz está en mí
El Amor está en mí
La Salud y la Alegría forman parte de mí
Y por el resto, que se haga Tu voluntad.

"Si usted repite esto a diario —dice Mataji—, usted sentirá un cambio en su actitud; y cuando la actitud es distinta, las cosas se ven diferentes a su alrededor".

11. La muerte

La muerte es un proceso natural como cualquier otro, una etapa más en la vida. Pero desgraciadamente no nos preparamos para ella. Nos educan para la vida, pero no nos enseñan nada acerca de la muerte, a la que tratamos de evadir durante toda nuestra existencia. Y si hay algo que sabemos a ciencia cierta es que cada persona que nace va a morir. Entonces, ¿por qué no prepararse para ello?, ¿y cómo se prepara uno para este momento al que vamos a llegar todos? Mataji nos dice: "Dando Luz y Amor a todos; no haciendo daño a nadie; haciendo a

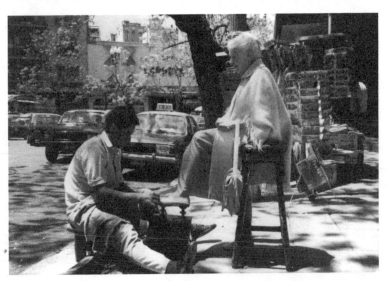

194

otros lo que le gustaría que le hicieran a usted. Y así es muy fácil vivir y también muy lindo morir".

Mataji dijo alguna vez que quería salir de este mundo al cumplir los 95 —tenía entonces 94 años—; ahora tiene casi 100 años, y sigue viviendo en plenitud. En una de sus charlas nos confesó que desea permanecer en este plano mientras se sienta útil, y ya no cuando tenga que depender de los demás y ser una molestia para los que están a su alrededor.

Cuando llegue el momento de morir, quiere que no lloremos, que sea un funeral alegre, ya que en ese momento ella se va a unir con Dios, y ello es más un motivo de felicidad que de tristeza.

"Por favor —nos dice—, cuando hagan mi ceremonia, quiero que venga gente de todas las religiones, y que cada una haga su oración. Porque yo no pertenezco a ninguna en especial, y quisiera recibir la bendición de todas. Además, les pido que no lloren, sino que canten —le gustan *Cielito lindo* y *Las mañanitas*—. Es tan lindo vivir... pero también es muy lindo salir..."

En una oportunidad una mujer se le acercó y le dijo:

—Mataji, estoy tan mal.

—¿Por qué? —le preguntó ella.

—Tengo miedo de morir —le respondió.

—¿Sabe una cosa? —le dijo Mataji—. Usted se va a morir. Pero no sólo usted. Yo, usted, él...

—Mataji, ¿usted le tiene miedo a la muerte?

—Ay, no. ¿Cómo se le puede tener miedo a la muerte si vamos a un estado tan maravilloso, nos unimos a todos los que dejaron este mundo, y a todos los que representan para uno lo más alto, lo más santo... Usted puede estar donde quiere, porque del otro lado no hay ni espacio ni tiempo. Yo no uso la palabra morir, porque morir no tiene nada que ver con las ideas que nos hacemos de la muerte, ideas de acabamiento y de dolor.

Y la señora quedó aterrorizada. ¿Cómo puede hablar así? Ésta es la actitud general de la gente: le tiene pavor a la muerte.

El dolor

Cuando muere una persona, el que más sufre es el que se queda, uno no quiere dejar de tenerla a su lado, y normalmente se escucha decir: "Me dejó". No: esa persona está con usted y necesita su presencia. La pérdida es pérdida y es real. Y el dolor no puede evitarse. Pero, ¿por qué sufre uno? Por estar apegado. Si usted ama a alguien que está a punto de morir, hay que ayudar a que esta persona salga del mundo lo más pronto posible, para que esté libre de dolor.

Por otro lado, la vida en el plano astral es mucho más hermosa. Mataji conoció gente que fue resucitada por medios artificiales y se quejó por tener que volver, ya que se encontraba en un lugar mucho mejor. "Los que salen del cuerpo físico y luego han regresado, nos cuentan de la profunda experiencia, en la que se encuentran pasando por un corredor y sienten como si tiraran de ellos, no sienten que van caminando. Experimentan un gran temor, todo está oscuro y luego ingresan a un lugar muy bello, más bello que cualquier cosa que hayan visto. Se encuentran con sus seres queridos y también con aquellos maestros que adoraban, Jesús, Buda o cualquier otro. Luego examinan su vida aquí en la tierra."

Esto me recuerda un chiste que una vez escuché:

San Pedro estaba en el cielo un día, recibiendo a una multitud que iba llegando, mientras le explicaba el procedimiento:

—Todo aquel que ha pecado una sola vez —decía— haga una fila a mi derecha; todos aquellos que han pecado varias veces, pasen a mi izquierda; y los que no han cometido ningún tipo de falta quédense en el medio. Empecemos: ¿Quién tan sólo ha pecado una vez?

Entonces un pequeño grupo se fue a la derecha.

—¿Quién ha pecado más de una vez?

Y otro grupo, muchísimo más numeroso que el primero,

casi la totalidad del mismo, se fue a la izquierda, quedando uno solo en el medio. Entonces San Pedro le preguntó:

—Pero, ¿tú no has pecado nunca?

—No, mi señor, le respondió el hombre, nunca he pecado, desde que tengo conciencia.

San Pedro les dijo:

—Esperen un momento, voy a hacer una consulta.

Estaba totalmente sorprendido, no sabía qué hacer con dicha persona y decidió acudir a Dios:

—Dios, tengo un problema, tenemos un solo hombre que no ha pecado nunca; imagínese una sola persona aquí en el paraíso, ¡se va a aburrir! ¿Qué hacemos con él?

Y Dios le preguntó:

—¿Uno solo?

—Sí —le contestó San Pedro—. Le pregunté si había llevado una vida casta y pura y me dijo que sí.

Entonces Dios pensó y dijo:

—Mira, aquellas personas que se arrepientan realmente de corazón, perdónalos.

Entonces volvió San Pedro al grupo de personas y se dirigió al grupo de la derecha:

—¿Quiénes se sienten realmente arrepentidos del pecado que han cometido?

Todos levantaron la mano. Entonces San Pedro los perdonó y pasaron al medio. Pero se escuchó una voz que gritaba:

—¡NO, NO, NO, NO VALE!

San Pedro se quedó extrañado pero se dirigió esta vez al grupo de la izquierda:

—¿Quiénes en este grupo están realmente arrepentidos de los pecados que han cometido?

Y acá también, todos levantaron la mano. San Pedro los pasó a ellos también al medio. Y nuevamente se escuchó:

—¡NO, NO, NO…!

—¿Pero, quién está gritando de ese modo? —preguntó San Pedro.

—Yo —respondió el hombre que había sido el primero en permanecer en el medio—.

197

—Pero, ¿por qué? —le preguntó San Pedro.

—Porque me esforcé y me arruiné toda la vida para llegar acá y cuando llego, los perdonan a todos. ¡No es justo!

¿Qué significa esta pequeña historia? Parecería que uno no debería esforzarse aquí en la Tierra por hacer las cosas bien, ya que el Creador nos perdonará de todas maneras si nos arrepentimos. Pero hay algo de lo cual debemos percatarnos: el Creador nos perdona *siempre,* todos los días, cuando abrimos los ojos, nos da una nueva oportunidad para hacer las cosas como debimos hacerlas.

Cuando muere un ser querido pensamos: "Quiero que se quede conmigo a cualquier precio, si sufre, que sufra, con tal de que esté conmigo". Pero esto no es amar de verdad; se trata de un apego. Si de verdad amáramos a esta persona, le haríamos más fácil la salida. Cuando un ser muere está en un proceso de cambio y se encuentra en un mundo completamente diferente al que habitaba, pero puede ver y sentir todavía lo que sigue sucediendo aquí. Esa persona necesita de nuestra ayuda, nuestra ternura, nuestra aceptación porque la experiencia que está viviendo es totalmente desconocida. Y se le hace más difícil el cambio si la gente que lo quiere no lo deja ir. Si lloramos y nos rebelamos, le hacemos muy difícil despegarse de este plano. Además, con nuestro llanto y nuestro dolor, creamos una cortina tan espesa que la persona que murió no puede ya contactarse con nosotros.

Naturalmente que el dolor existe, pero si usted verdaderamente ama a la persona, sosténgala mientras da los primeros pasos en ese mundo, con ternura y con amor, hablándole de la misma manera en que le hablaría a una persona a través de un teléfono que está roto y que no le permite a usted oír lo que dice, pero sí a la otra persona escuchar lo que usted le está diciendo.

Mataji nos aconseja que coloquemos una foto de la persona y le hablemos. Que lo queremos mucho, que le deseamos todo el bien, que va a encontrar la paz, que no se quede apegado a la tierra... Tenemos que tratar de olvidar por un momento nuestra pérdida y ayudar a la persona. Y si el que murió sufrió

"Mi mamá tenía dos amigas —recuerda Mataji—: una se llamaba Annie y la otra Gloria. Y una noche Gloria vio en sueños a Sergio, el marido de Annie que había muerto hacía un tiempo, que le dijo: 'Por favor, que Annie deje de leer mis cartas todas las noches mientras llora, porque es muy pesado para mí'. Entonces mi mamá y Gloria fueron a ver a Annie y le preguntaron si estaba leyendo las cartas de su marido. Y Annie se sorprendió porque vivía sola, y no había manera de que alguien supiera lo que hacía de noche. Le explicaron que Sergio se le había aparecido a Gloria en sueños rogándole que hablara con Annie para que dejara de lamentarse por su muerte.

Annie se quejó amargamente:

—¿Por qué no vino a verme a mí?

No podía. Ella había creado una barrera tan fuerte con sus lágrimas y dolor, que él no podía atravesarla. Además no era verdad que ella lloraba por él; Annie lloraba por sí misma, porque había perdido a su marido".

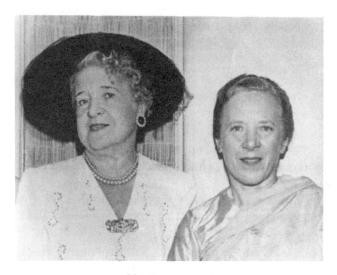

Mataji con su mamá

un accidente es más difícil aún, porque no hubo preparación para esa muerte.

La peor forma de morir es el suicidio, porque cuando se suicida la persona cree que puede escapar a las cosas que la agobian, cuando en realidad sigue atado a ellas, pero no puede enfrentarlas porque se ha quedado sin el cuerpo. El que se suicida se encuentra en un estado terrible. Hay gente que quiso quitarse la vida y fue resucitada con respiración artificial y contaron cosas horrendas al volver: que estuvieron en un lugar frío, negro, tan terrible que cualquier cosa en la vida era mejor.

Las armas no la hieren...

En el *Bhagavad Gita* hay un pasaje donde se encuentra el discípulo Arjuna, quien queda enfrentado a sus amigos y se rehúsa a matarlos. Y el Señor le dice:

"Te afliges por quienes no deberías afligirte y has pronunciado vanas palabras de sabiduría. El sabio no se entristece ni por los vivos ni por los muertos. Porque yo nunca dejé de existir, ni tú, ni estos reyes, ni ninguno de nosotros dejará de existir en el futuro.

"Así como el alma experimenta la infancia, la juventud y la vejez en el presente cuerpo, así también recibirá otro cuerpo. El hombre sabio no se engaña por eso.

"El contacto con los objetos de los sentidos nos proporciona el frío y el calor, el placer y el dolor; vienen y se van, son pasajeros. ¡Sopórtalos, Oh, Arjuna! ¡Oh, el más noble de los hombres!

"El sabio que no es perturbado por esos estados, que no es afectado por el placer ni por el dolor, ése alcanzará la inmortalidad.

"El No Ser jamás ha existido, y el Ser jamás ha dejado de existir. El secreto de estas dos verdades ha sido descubierto por los buscadores de la Verdad.

"Estos cuerpos del alma encarnada que es eterna, imperecedera, inmensurable, son limitados. Por lo tanto, lucha.

"El que piensa que el Atman (alma) puede matar y el que cree que puede ser muerta, ambos son ignorantes. Ésta no mata ni puede ser muerta.

"Ésta jamás ha nacido y jamás muere, ni habiendo sido podrá dejar de ser; no nacida, eterna, antigua, no muere cuando muere el cuerpo.

(...)

"Tal como un hombre se quita sus vestidos usados y toma otros nuevos, así el alma encarnada abandona los cuerpos gastados y pasa a otros nuevos.

"Las armas no la hieren, el fuego no la quema. Las aguas no la mojan y el viento no la seca.

"Más allá de todo herir, quemar, mojar y secar, está el alma eterna, compenetrándolo todo, firme, inmóvil, imperecedera.

"No es percibida por los sentidos ni por la mente, es considerada inmutable; por lo tanto, conociéndola como Tal, tú no debes afligirte."

(Del *Bhagavad Gita* de acuerdo a Gandhi, Cap. II, 11-25.)

Mataji en una oportunidad nos contó que en viaje en barco de regreso a Europa conoció a un hombre que había sido soldado durante la Primera Guerra Mundial, y que cayó gravemente herido durante una batalla y sintió que se moría. Primero vio el campo de batalla y luego su cuerpo y su cara cubiertos de sangre, luego vio a su familia en Australia y después a sus amigos que ya no pisaban la tierra, y luego sintió como si su cuerpo estuviese siendo succionado con fuerza por un corredor negro, y se dio cuenta en un instante de que no había hecho nada en su vida y que ya se estaba yendo para siempre. Entonces dijo con toda su fuerza:

—¡NO ME QUIERO IR! Quiero regresar para cambiar mi vida. Necesito volver para vivir una vida espiritual, para reflejar a Dios.

Y empezó a regresar al campo de batalla, hasta que se encontró en su cuerpo físico. Y este soldado siempre dice:

—Yo empecé a vivir después de mi muerte.

"Dejar el cuerpo cuando morimos es como sacarnos un guante", dice Mataji. El cuerpo volverá a encarnarse en otro cuerpo, tomará otro guante, hasta que complete su evolución, porque todos tenemos una tarea que cumplir. Cuando morimos es porque termina una misión y comienza otra.

Cuando muere una criatura recién nacida es porque era muy corto el trabajo que tenía que realizar aquí en la tierra. A lo mejor su misión era nacer, o hacer que determinadas personas experimentaran el dolor, y es terrible tener que aceptar esto. Pero por otro lado, ¿en dónde está escrito que una persona joven tenga que morir después que una persona vieja? En muchas oportunidades se acercan a la Fundación personas que han perdido a sus hijos. De todo corazón siento que debe ser el dolor más grande que puede llegar a soportar un ser humano, pena que deja una herida difícil de cerrar. Pero el tiempo, la práctica de Yoga y el afecto de los que nos rodean hacen que lo vayamos superando casi totalmente, aunque sea de una manera muy lenta…

Había una mujer amiga de Mataji a la cual conocía muy bien, llamada Angelita. Un día su hijo murió en un accidente de auto y Mataji la encontró llorando. Pero le dijo a Angelita:

—Esto en el cajón no es Andrés. Él salió de este cuerpo, está más cerca de usted de lo que cree. Y necesita de usted, de su ternura y su amor. No de sus lágrimas, que son muy pesadas para él.

Angelita se quejaba con amargura:

—Él ya no trabajará conmigo —decía.

Y quería abandonar su negocio.

Pero Mataji le dijo:

—¿Esto es lo que quería Andrés?

Angelita respondió:

—No, él quería seguir. Y tenía mil proyectos.

—Entonces, usted tiene que llevarlos a cabo. Él va a estar apoyándolos permanentemente.

Seis meses más tarde, Angelita le contó a Mataji que Andrés era su socio. Cuando tenía que tomar una decisión le preguntaba a Andrés y obtenía la respuesta. Desgraciadamente nadie nos enseña cómo manejarnos en estas situaciones...

La reencarnación

Aunque pueda parecernos ajena a nuestras creencias, la fe en la reencarnación es algo ya prácticamente aceptado en todo el mundo. Reencarnarse significa volver a este mundo con otro cuerpo pero con nuestra misma alma.

La primera muestra de la reencarnación la vemos en la naturaleza. Un árbol que parece muerto en el invierno, comienza un nuevo ciclo en la primavera; le brotan nuevas hojas, luego tiene flores y frutos y nace la nueva vida. El próximo invierno se llevará esa vida que renacerá nuevamente en otra primavera. Si una planta experimenta esta reencarnación con tan sólo escuchar el canto de la primavera, ¡cómo no sucederá de igual manera con el ser humano!

La teoría de la reencarnación es una fuente de conflicto permanente, principalmente para los creyentes cristianos. Muchas veces en la clase cuando la explicamos, surgen polémicas que no son fáciles de dilucidar, porque justamente estamos en el mundo de lo invisible y es una cuestión de fe, y las cuestiones de fe van más allá del raciocinio.

Yo he encontrado un punto medio para esclarecer este tema, señalando que experimentamos pequeñas muertes durante toda nuestra vida. Al finalizar cada día, cuando nos entregamos al sueño, en un sentido la vida se apaga en nosotros, y no sabemos por dónde andamos durante la noche. Muchas veces nos vamos a dormir sin querer volver a levantarnos al día siguiente por circunstancias que el destino nos está obligando a pasar y sin embargo, a pesar de nuestra voluntad y de nuestro pensamiento, algo superior, algo que está más allá de nosotros, nos hace abrir los ojos; nos despertamos, vemos el sol, y volvemos a vivir: hemos vuelto a encarnarnos.

Todas las noches desencarnamos y todas las mañanas al levantarnos nos encarnamos; permanentemente estamos muriendo, y permanentemente estamos naciendo. En cada reencarnación uno trae consigo las deudas a pagar por los hechos negativos y a su vez recibe compensación por las buenas acciones. Mataji nos dice: "Las cosas suceden de esta manera, pero no sabemos cuál será la forma en que vamos a pagar". Siempre recibimos lo que damos. Por esto debemos dar Luz y Amor a todos, a los que nos rodean y a los que están lejos, sin esperar compensación alguna.

La muerte es siempre una parte de la vida. Desde el mismo momento en que festejamos el nacimiento, también hay una muerte, la del feto, para producir la vida del ser humano. Indudablemente somos un ser vivo en el vientre materno, pero vivimos en un medio acuoso, enquistados en nuestra madre que nos provee de todas nuestras necesidades. Después de un determinado período salimos, muy a pesar nuestro, nos cortan el lazo con quien fue nuestra fuente de sustento y el feto deja de ser feto para transformarse en un ser humano. A partir de ese momento tenemos que empezar a valernos por nosotros mismos.

"El ser humano viene llorando a esta vida porque sabe lo que le espera, y se va con paz porque sabe también hacia dónde se dirige", dice Swami Satchidananda.

En este mismo momento en que estamos leyendo estas páginas, miles de células están muriendo y otras tantas están naciendo. Pero nuestra cultura no nos alienta a que pensemos en la muerte. Mataji siempre nos repite que nos educan para la vida y no para la muerte. No nos enseñan que la muerte es un corolario de la vida, su consecuencia natural, y tratamos de esquivarle el bulto, cuando deberíamos prepararnos para aceptarla como un cambio de situación en la que el alma se apresta a vivir una experiencia completamente diferente. Ella nos enseña que en realidad no morimos, sino que dejamos el cuerpo físico para pasar al plano astral en el cual habitamos un cuerpo energético.

Todos tenemos una misión que cumplir, y para eso venimos a este mundo. Pero cuando salimos del mismo, nuestra misión continúa en sucesivas reencarnaciones, el ser humano sigue volviendo a este plano hasta que alcanza la iluminación, porque para eso hemos venido, y no por otro motivo: para alcanzar la luz.

Es difícil acordarse de nuestra vida pasada. Un joven se quejó una vez a Mataji de que no podía recordar nada de su vida anterior, y ella le respondió: "¿Qué hizo usted, a propósito, el año pasado en esta fecha?" ¡Quién sabe! ¡No se acuerda del año pasado y quiere acordarse de la vida pasada!

Pero todos, en alguna etapa de su vida, tienen un momento de reconocimiento, puede ser una enfermedad, la visión

---

Tantas personas se acuerdan de cosas de la vida pasada... Como un chico en la India que dijo:

—Quiero regresar a mi casa.

—Pero estás en tu casa —le respondieron.

—No, mi casa está en Bareili.

E insistió mucho, por lo cual la familia se puso en contacto con el alcalde, que confirmó que había una familia que había perdido un hijo hacía siete años. Entonces llevaron al chico a Bareili, y cuando vio la casa en el callejón y con el auto estacionado en la puerta fue presa de una excitación muy grande y gritó:

—¡Aquí, aquí está mi casa!

Y entró como si realmente fuera su casa, preguntando por los juguetes y por su cuarto. Entonces la abuela le preguntó:

—¿Por qué tiraste mis pickles? (El niño le había tirado unos pickles una vez.)

—Porque tenían gusanos —respondió el chico.

La abuela empezó a llorar, y todos supieron que este chico había vivido con ellos, por la cantidad de detalles que recordaba.

Lo interesante es que estas experiencias sólo les suceden a niños menores de siete años. Luego de esa edad, uno se olvida de todo.

---

de un cuadro, un viaje en que se recuerda algo pero no se sabe bien de dónde.

Desde los 14 años Mataji sentía que tenía que ir a la India y no sabía por qué. En el año '27 fue allí a escuchar las conferencias del filósofo Krishnamurti. Quedó muy impactada por sus enseñanzas, a tal punto que se volvió vegetariana, y siguió a Krishnamurti a cada uno de los pueblitos donde tenía que hablar. Ella dice que se sentía muy cómoda, a pesar de las diferencias de costumbres. No sentía el choque entre su vida hasta ese momento y lo que estaba viviendo entonces. Después, un vidente le dijo que en su última vida había sido un hombre y que había vivido en el sur de la India.

Karma

Por la formación cultural de Occidente que hemos heredado, mucha gente no quiere creer en el karma. En realidad, no hace falta. Cuando decimos que vamos sembrando semillas para nuestra próxima vida, nos estamos también refiriendo a lo que sucederá mañana mismo. Cuándo uno recogerá los frutos o deberá pagar por las acciones cometidas en el día de hoy no se sabe. Puede ser hoy, puede ser mañana. Puede ser dentro de cinco o veinte años. Puede ser que en esta vida no haya que pagar. Pero también en esta vida estamos recibiendo los frutos sembrados en la vida pasada. Y, ¿qué significa la vida pasada? El instante previo al presente. Porque el ser humano va cambiando minuto a minuto, cada circunstancia que vive lo afecta; por eso somos distintos del que fuimos ayer, y mucho más distintos del de diez años atrás. Se dice que cada siete años cambian todas las células de nuestro cuerpo. Por eso literalmente somos mujeres y hombres nuevos desde hace siete años hasta esta parte.

En la actualidad, el doctor Deepak Chopra va más lejos aún, asegurando en su libro *La perfecta salud*:

"Todos tendemos a ver a nuestros cuerpos como esculturas congeladas, objetos materiales sólidos y fijos, cuando en

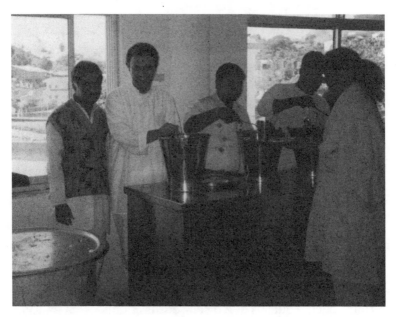

David de Karma Yogui - servicio en la India

realidad son más parecidos a ríos, a modelos de inteligencia fluidos y en perpetuo cambio.

—El filósofo griego Heráclito declaraba: 'No es posible sumergirse dos veces en el mismo río, pues siempre llegan aguas frescas'. Lo mismo sucede para el cuerpo. El tejido adiposo se llena de grasa y se vacía constantemente; por lo tanto, se cambia completamente cada tres semanas.

—Cada cinco días adquirimos una nueva pared estomacal. La piel es nueva cada cinco semanas. El esqueleto, que parece tan sólido y rígido, es enteramente nuevo cada tres meses.

—En total, el flujo de oxígeno, carbono, hidrógeno y nitrógeno es tan veloz que uno puede renovarse en algunas semanas; sólo los átomos de hierro, magnesio, cobre, etcétera, más pesados, demoran el proceso.

—Uno parece ser el mismo por fuera; sin embargo, es como un edificio cuyos ladrillos fueran continuamente reemplazados unos por otros. De año en año, el 98% de la cantidad total de átomos que hay en el cuerpo queda sustituido, así lo han confirmado los estudios de radioisótopos realizados en los laboratorios de Oak Ridge, en California (EE.UU.)".

Así como la piedra al caer en el balde de agua genera una serie de hondas, dichas hondas se expanden, tocan los bordes y vuelven al punto que generó la onda, así también las acciones y pensamientos salen de nosotros, generan una onda vibracional que afecta no sólo a la persona a la cual fue dirigida la acción, sino a todo lo que está a su alrededor, hasta volver, en algún momento, a nosotros, que fuimos los que la generamos.

Si quiere vivir sin que un karma negativo lo afecte, trate de poner Luz y Amor en su familia. Irradie Luz y Amor con sus amigos. Transmita Luz, Amor, comprensión y tolerancia en su trabajo. Deposite comprensión, Luz y Amor en aquellos que dicen no quererlo. Emane Luz, Amor, comprensión, dulzura y ternura hacia aquellos que dicen ser sus enemigos. Si en cada circunstancia de su vida, con conocidos y desconocidos, en su trabajo y fuera de él, con los que lo quieren y con los que no lo quieren trata de poner luz, amor, comprensión y dulzura, recibirá lo mismo a cambio. Así como estamos seguros de que si se siembran semillas de maíz en un campo, se obtiene maíz y no bananas, también debemos estar convencidos de que si nosotros sembramos semillas de Luz y Amor a nuestro alrededor, vamos a obtener semillas de Luz y Amor.

Una vez, un locutor en Los Ángeles le dijo a Mataji:

—No me parece justo que tenga que pagar por los hechos de la vida pasada cuando ni siquiera me acuerdo del placer del pecado.

Mataji le respondió:

—Yo no puedo hacer nada por eso; pero una cosa es cierta: la mariposa no se acuerda de que fue gusano.

Nuestra maestra cree en el karma. Uno viene con ciertas deudas y beneficios heredados de una vida pasada que en esta vida debe pagar o disfrutar. A su vez, en esta vida, estamos sembrando semillas con nuestras acciones, con nuestras actitudes y pensamientos, cuyos frutos cosecharemos en otra vida. Ella nos dice que hay cuatro niveles de evolución: el plano mineral, el vegetal, el animal y el humano. Uno va escalando hasta llegar al nivel humano. Y dentro de la escala humana también hay diferentes grados de evolución, en los cuales se puede hacer una regresión o seguir cambiando hasta convertirse en pura luz. Esto lo hacemos a través de nuestras actitudes, pensamientos y acciones.

Mucha gente cree que el sufrimiento es enviado por Dios. Mataji dice: "No es Dios quien trae el sufrimiento; es uno quien está cosechando lo que sembró en una vida anterior". Es tan simple como el ejemplo del árbol que, si tiene manzanas, va a tener manzanas siempre, y no otro fruto. No podemos asegurar qué calidad de fruto obtendremos de nuestras acciones ni qué cantidad, pero sabemos el tipo de fruto que obtendremos. La calidad y cantidad dependerán del cuidado y de circunstancias exógenas y endógenas. Nosotros podemos trabajar específicamente sobre las circunstancias que dependen de nosotros mismos; el problema es cuando tratamos de cambiar factores o circunstancias que no dependen de nosotros. Y muchas veces nos quedamos trabados tratando de modificar lo que no es dado modificar. Podemos querer transformar el mundo, pero no depende totalmente de nosotros. Lo que sí depende de nosotros es cambiar *nuestras* actitudes y pensamientos. Ya con eso tenemos trabajo de sobra. Si nosotros cambiamos, el mundo cambiará porque cambia nuestra visión. Es importante poner toda nuestra energía en modificar lo que sí podemos modificar nosotros, para no malgastar nuestro tiempo y nuestros esfuerzos.

¿Cómo se puede pensar que el hombre, coronilla de la creación de Dios, no va a dejar un rastro luego de una vida de tres, cinco, veinte o cuarenta años? Es lo más lógico: nada se pierde y la vida de uno sigue, aun después de la muerte, y cuando vuelve, debe pagar lo que debe o recibir por lo que hizo en la vida pasada.

Los seres humanos no morimos; tan sólo cambiamos el cuerpo. Y de acuerdo al grado de evolución de la persona en esta vida, sigue volviendo, hasta que llega un momento en el que cumple su ciclo aquí en la Tierra y pasa a otro plano. Aquí venimos a crecer, a evolucionar y a cumplir con las asignaturas pendientes de la vida pasada. Es como ir a la universidad: primero hay que pasar por la escuela primaria, luego por la secundaria, y recién entonces se puede ingresar en el nivel terciario.

La gente protesta contra el mundo, contra el gobierno, contra la gente. Y a veces esta queja está revelando una disconformidad con nuestra propia existencia. En la vida hay que tener, por lo menos, una meta clara y precisa. Saber para qué se está en el mundo y adónde se va; tener una motivación es tener una esperanza.

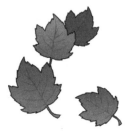

12. El Yoga y la alimentación

La energía del alimento

La alimentación forma parte esencial del Yoga; después del aire y el agua el alimento es de importancia fundamental para que nuestro cuerpo se mantenga sano y vigoroso. Resulta extraño que sean los países del Primer Mundo, como los Estados Unidos, los que a pesar de sus riquezas y alto nivel de vida sufran una alimentación terriblemente defectuosa. Y es que según los científicos, una de las principales causas de la "malnutrición" es justamente el exceso en el comer y el comer alimentos indebidos.

Nuestro organismo toma lo que necesita y lo que puede asimilar, y el resto se convierte en veneno para nuestro cuerpo. Los alimentos excesivamente desvitalizados, artificiales y poco saludables son los que más consume la población. El resultado es que hoy más que nunca las enfermedades de carácter degenerativo alcanzan proporciones alarmantes. Y aun la gente que parece a simple vista estar sana, si es sometida a un examen médico sufre algún tipo de dolencia oculta.

Con frecuencia nos enteramos de que tal o cual amigo se ha visto repentinamente atacado por la diabetes, el asma, la artritis, la arteriosclerosis, un ataque cardíaco, y hasta el cáncer. La realidad es que raramente ocurre que este tipo de trastornos sea repentino, porque en verdad lo más probable es que se trate del resultado fatal de la acumulación, durante años, de venenos provenientes de una mala alimentación. De esta manera, permitimos irresponsablemente que nuestro cuerpo se debilite, enferme y envejezca.

La dieta adecuada es un remedio eficaz para muchas dolencias físicas y también para muchas enfermedades mentales. El control diario de la dieta puede contribuir a la eliminación y prevención de males que nos aquejan, por ejemplo, los cálculos biliares. Para evitar su formación se recomienda beber mucha agua, comer carne desgrasada y evitar las bebidas heladas. También debe evitarse el consumir demasiados alimentos fritos, aderezos de ensaladas, manteca, aceite y crema. Se recomienda comer fruta tres veces al día. El cáncer mismo puede evitarse con una dieta reducida en calorías.

Lo cierto es que mientras el organismo es joven y fuerte, uno descree de los consejos dietarios y no se da cuenta de lo mal que come. La proliferación de las cadenas de comidas fastfood ha contribuido a crear una cultura alimentaria que atenta contra la misma vida. Por causa de la moda, por el apego a los sentidos y por comodidad estamos ingiriendo cosas que no son buenas para nuestro organismo. Mataji siempre dice que lo que nosotros comemos a veces ni se lo daríamos a nuestro perro porque cuidamos de su salud. Seguramente no le daríamos jamás las porquerías que les proporcionamos a nuestros hijos, como las golosinas, las comidas congeladas con cero valor nutritivo y otras realizadas con polvos de dudosa composición y origen, entre otras. Mataji, con cierto sarcasmo, nos dice: "Ojalá llegue el día en que los perros que tenemos en casa puedan comer sin peligro los alimentos que consumen los hombres". Esto sucederá cuando cada persona se responsabilice por su salud y por lo que debe comer para estar sano, así como por lo que debe evitar para no arruinar su cuerpo.

Un párrafo aparte merece la alimentación de los adolescentes, cuya deficiencia es inquietante, ya que están todavía en las últimas etapas del crecimiento. El ritmo acelerado y la preocupación por la gordura los llevan a hacer una comida de un sandwich, un paquete de papas fritas, una barra de chocolate, una bolsa de pochoclo, etcétera, con lo cual no reciben todos los nutrientes que requiere su organismo. El resultado es que están "preparando" al cuerpo para una vida llena de problemas de salud.

No como cadáveres

—¿Cómo está tan bien, Mataji? ¿Cuál es su secreto? —le pregunta la gente siempre.

Y ella responde:

—Yo no como cadáveres. ¿Qué es la carne? Es el cadáver de un animal...

Naturalmente que los yoguis de la India siguen un régimen estricto, no comen ninguna forma de carne, ni siquiera pescado, y son muy rigurosos. Pero lo importante, como aconsejan los maestros, es comer con moderación. En una oportunidad escuché a un maestro que decía: "Uno tiene que comer de acuerdo al beneficio que devolverá". Lo que come el ser humano se transforma en energía, y esa energía se convierte en acciones, pensamientos, palabras y actitudes, que deben tener la misma carga energética que lo que fue consumido; si se consume más del bien que se genera, se produce karma negativo. Tenemos que ser muy conscientes de lo que comemos y muy consecuentes con lo que haremos con el producto de la energía que está en esa comida; de otra manera, quedamos en deuda.

Mataji dice:

—Recuerdo a mi maestro en la India que me decía: "No quiero que coma comida muerta".

Pero yo le dije:

—Soy vegetariana.

—No se trata solamente de eso —dijo—, sino de evitar comer todo lo que no tiene vida: harina blanca, arroz blanco, azúcar blanca, todo lo embotellado y envasado que está muerto y por lo tanto no tiene Prana.

Con la práctica del Yoga descubrimos que podemos dejar de comer alimentos desvitalizados y meter en nuestro cuerpo solamente lo que nos hace bien.

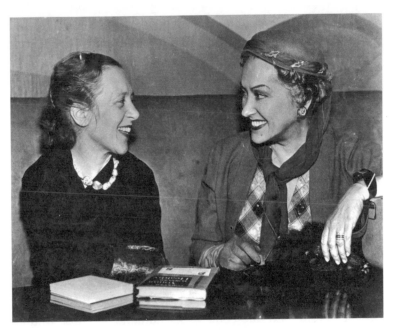

Mataji con Gloria Swanson

Mataji siempre dice que ella no dejó la carne sino que la carne la dejó a ella. En 1926 estuvo en la reunión de Krishnamurti en Holanda y le dieron comida vegetariana, pero no le gustó, así que esperaba ansiosamente volver a su casa para comerse un bife. Pero cuando llegó a su casa, no pudo comerlo. ¿Por qué? Como dijo Gloria Swanson: "No me gusta comer cadáveres".

Una vez George Bernard Shaw se encontraba con amigos que habían ido a cenar a su casa, y le preguntaron si podían comer carne. Él les respondió:

—Yo soy vegetariano, pero si quieren en la cocina tienen un cuchillo grande y los pollos están afuera.

Nadie se animó a matar a ninguno.

La gente cree que si no come carne, perderá vigor. Pero, ¿no hay animales que se alimentan exclusivamente de hierbas, como el elefante, el caballo o el toro, y conservan su fuerza y vitalidad? Lo cierto es que nadie se debilita por dejar de comer carne, siempre que tenga una dieta balanceada y variada.

Comer moderadamente

No existe una dieta ideal para todo el mundo ni puede haber una dieta universal para todos. Lo que es bueno para usted puede no ser tan bueno para mí y al contrario. Cada uno deberá hacer su propia experiencia alimentaria, probando diferentes tipos de comida y observando los efectos que producen en su cuerpo. Éste es el único modo de saber qué alimentos debe comer. Por supuesto que los libros de dietas y los médicos especialistas en temas de nutrición podrán ayudarlo, pero la decisión final está en sus manos.

La alimentación debe estar al servicio de la libertad. Ya hay demasiadas presiones, y a veces lo que comemos es otra complicación más en la vida de un individuo. El que no tiene deseos de comer carne, no debe hacerlo. Pero Mataji siempre dice que si alguien quiere comer carne, debe hacerlo porque es peor tenerla en la mente que en el estómago.

La alimentación influye en el carácter de las personas, pero no totalmente. Se dice que los vegetarianos son más pacíficos, pero Hitler era vegetariano. Las personas actúan mal cuando no se conectan realmente con su verdadero ser. Si logran vincularse con el amor y la pureza que tienen adentro suyo, entonces, ¿qué importa lo que coman? Si la persona come y es feliz con lo que está comiendo, la comida le cae bien. Si come nerviosa, aunque esté comiendo pan integral con miel, le caerá muy mal. Es importante comer moderadamente, pero más importantes son nuestros pensamientos, acciones y actitud general hacia la vida.

Hay que tratar de no comer a través de los sentidos o por ansiedad. Cuando la persona está mal, come para satisfacer su angustia y no disfruta de la comida. Cuando estamos nerviosos, hay que tratar de calmarnos antes de comer. El Yoga ayuda a alcanzar este estado de paz, al mismo tiempo

"Todo pasa por la imaginación —asegura Mataji—. Recuerdo a una amiga de mi mamá que nos contó que tomaba clases de canto en Moscú y una vez la invitaron a quedarse para el almuerzo. Le dieron pollo. Pasaron dos o tres semanas y la volvieron a invitar. Esta vez le preguntaron:

—¿Quiere usted patas de rana?

—¡No! —contestó la mujer, horrorizada de que alguien pudiera comer algo así.

—Pero si fue lo que usted comió la vez pasada —le respondieron.

—¿No era pollo?

—No...

Entonces ella comenzó a vomitar... ¡a pesar de haber comido eso hacía tres semanas!

¿Por qué no pudo comer patitas de rana si ya comía patitas de pollo? Porque no estaba acostumbrada, no tenía la idea de que podía comerlas".

que equilibra el sistema endocrino y regula el metabolismo.

La alimentación de Mataji no tiene nada de particular ni extraña. Prefiere las ensaladas, la fruta fresca, los vegetales orgánicos (crudos, cocidos o al vapor), las nueces, la miel, la soja, la leche y sus derivados, el té de hierbas, el café de cereales y los sustitutos del chocolate. Pero principalmente le gustan las verduras, como la papa, las frutas y los jugos de ambos, y le encanta la comida rusa.

Recomendaciones generales acerca de la alimentación:

1. No coma en exceso. Cada organismo tiene un límite en cuanto a la comida que puede asimilar. El exceso es un gasto de energía innecesario que va en desmedro de todo el organismo.

2. Beba abundante agua durante el día, de ser posible agua mineral o purificada. Para volver a cargar el agua de Prana,

que se pierde por los sucesivos procesos de purificación, llene de agua un vaso, tome otro vacío y vierta el líquido de uno a otro recipiente varias veces para que al pasar por el aire se cargue nuevamente de la sustancia vital.

3. Respire una cantidad suficiente de aire puro.
4. Evite los alimentos muertos, los que han sido desprovistos de sus naturales vitaminas, minerales, aminoácidos y enzimas, en virtud de distintos procesos. Entre ellos se encuentran los productos enlatados y en conserva, los embotellados, los procesados, refinados y desvitalizados de otras maneras. La harina blanca, el arroz blanco y el azúcar blanco pertenecen también a esta clase y deben ser reemplazados por harina integral, arroz integral y miel. Limite la cantidad de dulces, tortas y el vinagre, excepto el vinagre de manzana.
5. El mejor endulzante es la miel natural, azúcar negra o rubia y la melaza.
6. Consuma abundantes frutas frescas, ensaladas y verduras —trate en lo posible de que las mismas sean orgánicas—, siempre que no padezca alguna dolencia para la que estén contraindicados las crudas.
7. El jugo de frutas y verduras debe ser fresco y consumirse inmediatamente después de prepararlo, es decir, no más tarde de diez o quince minutos después de haber sido extraído, puesto que de otra manera pierde sus enzimas, o sea las diminutas partículas portadoras de actividad vital a nuestro cuerpo.
8. Los vegetales y frutas cultivados en un terreno abonado orgánicamente son considerablemente más ricos en enzimas que los cosechados en un terreno abonado químicamente.
9. Cuando uno compra productos que no son orgánicos, debe lavarlos muy bien, y pelar las frutas, porque muchas veces llevan adheridos en la superficie los insecticidas o desfoliantes con los que fueron tratados.
10. La calidad de la grasa y no sólo la cantidad debe ser tenida en cuenta. Las grasas no saturadas, que en su mayor parte derivan de las plantas y de los aceites, son consideradas

como esenciales porque contienen poco colesterol. Las mejores fuentes son el aceite de oliva, el aceite de soja, el aceite de maíz y el aceite de semilla de sésamo y semilla de girasol. Las grasas saturadas, que derivan principalmente de los animales, de los huevos y de los productos lácteos, como la manteca, son consideradas como no esenciales, por ser ricas en colesterol. Los ácidos de las grasas no saturadas circulan rápidamente a través de nuestro organismo, en tanto que los de las saturadas se asientan y depositan, y su exceso lleva a la degeneración prematura del hígado, del corazón, de los riñones y de los vasos sanguíneos. Cualquier dieta que tenga un alto índice de grasas saturadas es peligrosa. Hay que leer cuidadosamente las etiquetas de los productos que compramos para saber lo que estamos metiendo dentro de nuestro organismo. Tendríamos que consumir como máximo un 20% de grasas saturadas, no más de eso, el resto tiene que provenir de grasas naturales.

11. En cuanto al aceite de oliva en particular y los aceites en general, se recomienda el extra virgen, primera presión en frío. Son aceites que no han pasado por los procesos de refinamiento habituales, conservan los elementos esenciales y vienen en frascos de vidrio muy pequeños y oscuros, para que no entren en contacto con la luz y el aire.

12. Los alimentos más ricos en colesterol son los sesos, la yema de huevo y el hígado; los más pobres son la leche, la ricota y el pescado. Todas las frutas y la mayor parte de los vegetales son también pobres en colesterol.

13. Desaconsejamos totalmente el consumo de margarina; es preferible ingerir cantidades moderadas de manteca. La margarina está hecha con aceites vegetales que han sido pasados por procesos de refinación tan especiales, que ya no ha quedado nada de esos aceites. Además, se le agregan colorantes artificiales y tiene conservantes. Es un producto netamente artificial y químico, y requiere de gran trabajo de digestión por parte del organismo. Aconsejamos el guee, que es manteca clarificada, a la cual se la somete al calor para eliminar la grasa y quedarse con la esencia.

14. Trate de consumir huevos orgánicos o caseros y no los industrializados.
15. Evite los fritos en su totalidad y los alimentos pesados y demasiado condimentados, porque éstos se digieren todavía más lentamente que la misma grasa. La grasa es la última que sale del estómago; los hidratos de carbono son los que lo hacen primero y luego van las proteínas. En cuanto a los fritos, producen acreolina, una sustancia que irrita el estómago, de la misma manera que irrita los ojos del cocinero que está friendo los alimentos.
16. Es conveniente consumir los pescados de aguas frías, y dentro de éstos el salmón y las sardinas porque aportan Omega 3, sumamente beneficioso para problemas coronarios.
   Para reemplazar este componente se puede ingerir una cucharada de semilla de lino diario, que provee fibra y Omega 3.
17. La buena nutrición está determinada no sólo por las calorías y la cantidad de grasa, sino también por la calidad de la grasa. Por ejemplo, la panceta contiene solamente las calorías de la grasa, y no contiene ni vitaminas, ni minerales.
18. Al calentar las comidas que contienen grasa de cualquier clase, incluso aceite, se las hace más indigestas, y con cada nueva recalentada se intensifica el mal efecto. Por eso, no se recomiendan ni los fritos demasiado cocinados, ni el uso de la grasa que ha quedado en la sartén.
19. La fuente más rica de proteínas es el poroto de soja: un kilo de harina de porotos de soja contiene tanta proteína como medio kilo de carne sin hueso.
20. Los vegetales deben cocerse en muy poca agua y a fuego lento o en elementos vaporizadores e inoxidables.
21. No tire el agua que proviene de los vegetales cocinados al vapor; consúmalo porque conserva todas las proteínas de éstos.
22. No tire las cáscaras de las zanahorias y de las remolachas —siempre que sean orgánicas—. Una vez cocidas, añáda-

las a la sopa en un manojo y tírelas después de haberse hecho el caldo.

23. Es mejor comer frutas que jugo de frutas, porque los hollejos contribuyen aportando la fibra que limpia nuestro organismo, además de los minerales, que perderíamos de otra manera.

24. Cuando prepare jugos de vegetales como zanahorias, remolachas, nabos (aquellos que crecen bajo la tierra), añádales también el jugo de otras hortalizas que crecen al aire y al sol, como el tomate.

25. No almacene los jugos porque perderán sus enzimas al cabo de dos horas.

26. Si toma seis vasos diarios de jugo fresco de col verde, se evitan las úlceras pépticas.

27. No se recomiendan el alcohol, el té, el café, el cacao ni el chocolate, porque el ácido tánico, la teína, la cafeína y la teobromina son estimulantes.

28. La leche es un alimento, no una bebida, y debe tomarse en pequeños sorbos. Es importante mantener un nivel adecuado de calcificación en el organismo, que será alcanzado también con quesos y yogures en lo posible naturales y orgánicos.

29. Vaya probando hasta que dé con la combinación de alimentos que mejor le siente. Escójalos con el mismo esmero con el que elige su ropa, la cual selecciona con cuidado.

30. No importa tanto la cantidad de alimento que se incorpora, sino la cantidad que nuestro organismo puede asimilar y la calidad.

31. Mastique lentamente la comida, especialmente si se trata de almidonados, para que se mezcle bien con la saliva. Si el almidón no se convierte en glucosa al mezclarse en la boca con la saliva, estará pudriéndose en el estómago varias horas. Además, mientras se mastica lentamente el alimento, se absorbe Prana por los nervios de la lengua, con lo cual se proporciona al organismo un suministro extra de energía vital.

32. El pan tostado o seco es mejor que el caliente o fresco,

porque evita el efecto de la levadura en el estómago. No coma pan con otro alimento líquido, porque hay que dejar que los dientes realicen su tarea. Beba lo que quiera antes de comer el pan, para que el almidón sea disuelto por la saliva.

33. Coma sólo un alimento almidonado en cada comida: por ejemplo, si come arroz, omita el pan, la papa, las pastas, las salsas espesas, etcétera.

34. Hay determinadas comidas que no se deben combinar. Por ejemplo, el almidón (harinas, hidratos de carbono) no se come con proteínas a excepción de las derivadas de la soja, porque es la única proteína que no forma ácido úrico con el almidón. Tampoco se debería comer en una comida almidón con fruta o con azufre (huevos, porotos, repollo) porque produce gases.

35. Si quiere sentirse bien de verdad, coma menos.

36. Recomendamos realizar un ayuno líquido, al menos una vez por mes. El ayuno junto con un enema limpia el colon de toxinas, que si se acumulan pueden causar enfermedades agresivas para el cuerpo y el estado general del organismo.

Por encima de todas estas recomendaciones, la regla fundamental sobre la alimentación es que más allá de la cantidad, la calidad y la preparación de la misma, lo esencial es la actitud mental mientras se come. Jamás hay que comer a las apuradas, y es de vital importancia que la comida se ingiera a gusto, con compañía agradable y en circunstancias placenteras. El alimento que se ingiera en un momento de cólera, de mal humor, o de nerviosidad produce un estado tóxico en el organismo. Por eso, es mejor postergar el momento de comer si uno está enojado, y esperar a que se serene el ánimo. Lo mismo acerca de la televisión o las conversaciones molestas, que no hacen sino trastornar el proceso digestivo. Cualquier cosa que esté oyendo o mirando será incorporada en el organismo junto con la comida. Los yoguis aconsejan que también las personas que preparan la comida estén en armonía, porque de otra manera transmiten indirectamente el estado mental de tensión a la comida, que de ese modo se carga de energía negativa.

El entorno de la mesa en la que se come y la presentación de la misma contribuyen también al placer de comer. Una linda flor, un mantel alegre, una música tranquila predisponen al cuerpo para una buena digestión.

Por último, no se olvide de bendecir la comida que está en la mesa antes de empezar a comer. Mataji nos enseñó esta oración: "Que sea bendita esta comida; que ayude a la salud del cuerpo, paz de la mente, desarrollo del espíritu, que sean benditos los que la prepararon, los que la compartimos, los que nos invitaron y el mundo entero. Amén".

Dieta purificadora

1 taza de arroz integral (se puede tostar un poco, pero sin grasa)

2 tazas de agua hirviendo

Echar el arroz en el agua y agregar un poco de salsa de soja o un poquito de sal marina o sal de roca y hervir 5 minutos. Luego bajar la llama y poner en el horno hasta que el arroz esté listo. Si prefiere más blando, puede agregar un poquito de agua y comer el arroz con zapallitos, pero pocos, y hechos al vapor, no en el agua. La dieta comienza en la mañana, tomando líquido. Puede ser agua, té, pero no un té común, sino de yuyo o de hierbas. Dos horas después, comer el arroz con zapallitos. Y repetir así cada dos horas. Se puede consumir cualquier cantidad, porque hay que masticar el arroz hasta que esté

El alcohol y el cigarrillo

El alcohol está prohibido por los yoguis porque rebaja la vibración del cuerpo energético, y la finalidad del Yoga es justamente elevar estas vibraciones. Tampoco fuman, porque el tabaco congestiona y envenena los pulmones, lo cual va contra el objetivo de mantener un cuerpo limpio. Fumar, además, daña el cuerpo energético, que debe ser lo suficientemente fuerte en un yogui como para protegerlo de las bajas influencias.

líquido en la boca, entre 50 y 70 veces. El objetivo es que trabajen las glándulas salivales. Esto permite tener una muy buena digestión y limpiar el intestino con el afrecho del arroz. Se recomienda hacer esta dieta un día, al principio, y gradualmente ir aumentando hasta llegar a la semana, porque puede suceder lo que le pasó a una alumna, que se le endurecieron tanto los maxilares, que no podía ni abrir ni cerrar la boca.

Hay otra dieta líquida para el verano: un vaso de agua con 2 cucharadas de limón y 2 cucharadas de melaza. Tomar como mínimo 8 vasos por día, sin ninguna otra comida durante 10 días.

El Yoga y la medicina Ayurveda

Puesto que el Yoga es un método que nos ayuda a reencontrar la armonía física, mental y espiritual desde lo natural, el Ayurveda acompaña a este método muy de cerca, porque busca sanar el cuerpo usando aquello que proviene de la naturaleza. El Ayurveda es una ciencia médica de la Antigüedad que surgió en la India, y que significa "conocimiento de la vida". Constituye la base de la medicina griega, que es la raíz de gran parte de la medicina occidental. El Ayurveda es practicado hoy por más de 300.000 médicos ayurvédicos y está reconocido por la Organización Mundial de la Salud como una ciencia de la salud tradicional y efectiva.

La salud, según el Ayurveda, es un estado de plenitud en el cual uno está equilibrado en todos los sentidos. Por eso, esta ciencia es también un arte, porque busca mantener el cuerpo y la mente en armonía. Sin embargo, el Ayurveda es un tipo de medicina muy pragmática: cuando hay tiempo para curar al paciente, se lo trata con hierbas, pero cuando la enfermedad requiere de medicamentos, son administrados, y cuando es algo que requiere de una intervención quirúrgica, se opera.

Tanto el Yoga como el Ayurveda emergen de los textos antiguos llamados Vedas. Por eso, como opina el profesor David Frawley, "el Yoga es el lado práctico de las enseñanzas védicas, mientras que el Ayurveda es el de la sanación".

En la práctica, ambos se superponen. Así como el Yoga prepara al cuerpo y a la mente para la liberación e iluminación del alma, el Ayurveda nos enseña a mantener el cuerpo físico sano y a ver la manera en que dicha salud depende y está relacionada con la forma en que vivimos. En efecto, tanto uno como otro están tan interrelacionados, que algunas personas dicen que Patañjali, el primer codificador del Yoga, y Caraka, el primer codificador del Ayurveda, son la misma persona. Filosóficamente hablando, ambos tienen sus raíces en el Samkhya, una de las seis escuelas clásicas de la India. Los fundamentos de la misma son:

1. Existe un estado fundamental del puro ser, que está más allá de nuestra comprensión intelectual y al que cada uno conscientemente busca. Éste es el estado de iluminación o de autoliberación.

2. El sufrimiento es parte de nuestras vidas y sucede por el apego a nuestro ego.

3. El camino para terminar con el sufrimiento es el camino

de la disolución o la trascendencia de nuestro ego. Para lograrlo, todos los temores, enojos o apegos deben erradicarse.

4. Para trascender nuestro ego, debemos vivir una vida pura y ética, siguiendo el camino de los Yamas y Niyamas.

5. Cualquier perturbación en nuestra mente o cuerpo interfiere en el avance hacia la meta final. El Ayurveda es la ciencia que les permite a las fuerzas biológicas mantenerse en equilibrio para que la mente y el cuerpo estén sanos.

El Yoga y las dolencias más comunes

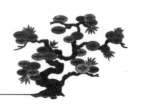

El Yoga puede ayudar a calmar y curar algunas alteraciones del organismo, tales como el estreñimiento, el insomnio, los dolores de cabeza, el asma, la artritis, los resfriados y los dolores de garganta.

Comencemos, pues, con el *estreñimiento,* que se refiere al desalojo del cuerpo de los detritus que nuestro organismo quiere desechar. Si estos residuos no son eliminados a tiempo, vuelven al organismo y son reabsorbidos nuevamente por los vasos sanguíneos que se encuentran en las paredes del intestino. El estreñimiento es una de las dolencias más peligrosas para el cuerpo humano, ya que provoca el envenenamiento del cuerpo, con todo lo que ello implica. No debería descartárselo como si no fuese importante.

El estreñimiento puede deberse a la costumbre de no responder al llamado de la naturaleza, a la mala alimentación, al comer en exceso, a respirar pobremente, a la tensión nerviosa, o a la falta de ejercicio.

Para acabar con este mal, los yoguis recomiendan la respiración completa, el uso de un enema o lavado intestinal una vez por semana para limpiar el colon y acostumbrar a las vísceras a moverse a la misma hora todos los días, y la práctica de ciertos ejercicios. Éstos están concentrados en la región abdominal, y buscan estimular la acción de los músculos que allí se encuentran. Son: la postura de levantamiento

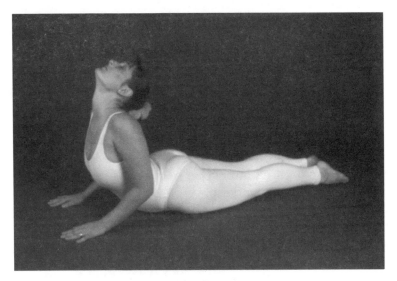

La cobra

abdominal, la de eliminación de gases, la del arado, la pinza, el Yoga Mudra, la de la cobra, la de la langosta y la de la rueda. También es muy efectiva la postura en cuclillas, posición natural para purgar el vientre.

En cuanto a la dieta, tómese abundante agua, no coma en exceso, consuma fruta fresca, vegetales, jugos frescos, en especial ciruelas secas y coles.

El *insomnio* es otro trastorno molesto y peligroso, ya que el cansancio puede traer consecuencias muy perjudiciales para la salud. El sueño es el período del cual se vale la naturaleza para descansar el cuerpo y la mente. Cuando se duerme toda la noche y se recibe un descanso natural, uno se despierta con energías, bienestar y alegría. Pero los seres humanos ya no usamos la noche para dormir, como indican las leyes de la naturaleza, sino para realizar otras actividades, ya sea socializar, trabajar o aunque más no sea, pensar. En consecuencia, nuestro sueño ya no es el suficiente. Las grandes ciudades, además, con sus ruidos y luces no contribuyen a crear el ambiente propicio para descansar. Para empeorar las cosas, nosotros no nos preparamos como debiéramos para dormir. Películas y libros poco apropiados, comida demasiado pesada y abundante, y un dormitorio mal dispuesto para facilitar el sueño empeoran la situación. En lugar de dejar nuestros problemas y preocupaciones afuera del cuarto, los llevamos a nuestra cama a la hora de dormir.

¿Es usted de los que tienen problemas para conciliar el sueño? ¿O tal vez de aquellos que se despiertan en la mitad de la noche y ya nada pueden hacer para volverse a dormir? Cualquiera sea el caso, es preciso que cambie ciertos hábitos que tiene para poder descansar más efectivamente. Por empezar, deberá preparar la mente para dormir, relajándola. Dedique unos minutos para meditar: tome un papel y lápiz y anote las conductas que quisiera cambiar, así como los proyectos que tiene para el día siguiente. Al anotarlos, su mente ya no tendrá que hacerse cargo de ellos y quedará libre de preocupaciones. Luego haga unos ejercicios de relajación para hacer desaparecer las tensiones acumuladas durante el día. La postura Shirshasana obra maravillas en la mente y el cuerpo, y es el modo más efectivo que conoce Mataji para conciliar el sueño. También la práctica de la respiración completa ayuda a aquietar la actividad mental.

No coma en exceso y consuma su última comida de dos a tres horas antes de acostarse; tómese una cucharada de miel en una taza de agua caliente, o tómese un té de tilo, manzanilla, hierbabuena, tamarindo, o flor de Jamaica y limón; duerma sin nada de ropa; ventile la habitación; no lea en su cama; no se acueste tarde, porque el mejor sueño se duerme en las dos horas antes de la medianoche, y finalmente practique los ejercicios de Yoga, que con la respiración completa y la relajación lograrán notables resultados.

Mataji también recomienda el baño de aceite caliente, para lo cual hay que acostarse sobre la cama, protegiendo ésta con una sábana de plástico, y pedirle a otra persona que vierta aceite sobre nuestro cuerpo y le dé masajes. Luego hay que envolverse en la misma sábana y abrigarse bien con otra manta, permaneciendo así durante veinte minutos. Después de haber quedado bien impregnado de aceite, se puede proceder a tomar un baño rápido y caliente y completar con un masaje de pies. El efecto de todo este procedimiento es tan relajante, que uno se quedará dormido en pocos minutos.

Las *jaquecas* o *dolores de cabeza crónicos* son un suplicio que padecen algunas personas y que hacen la vida insoportable. Pero el Yoga también ha resultado muy beneficioso para curar este mal. La Parada de cabeza, por ejemplo, es muy beneficiosa, pero por supuesto debe practicarse al principio con la ayuda de un instructor, y luego de haber empezado con otras posturas primero.

Ya que el objeto de las Ásanas es purificar el cuerpo y estimular al propio organismo para que se cure por sí mismo, las posturas son fundamentales para todos aquellos que padecen de artritis, ya que las articulaciones reciben un caudal fresco de sangre con cada movimiento que se realiza. Muchos alumnos que ya vienen con artritis sufren horriblemente cuando recién comienzan a practicar el Yoga. Pero cuando continúan realizando las posturas en las clases y en su casa, su dolencia desaparece casi por completo en un lapso de seis a doce meses. Estas prácticas deben complementarse con una dieta saludable y una bebida de agua destilada con jugo de limón fresco.

También son favorables los resultados con los pacientes que padecen de *asma*. Un doctor argentino comprobó cierta vez que en las operaciones practicadas a pacientes asmáticos, la parte superior del pulmón mostraba escasez de sangre. Entonces no era que el paciente se ahogara por falta de aire, sino por exceso de aire, debido a que no respiraba bien.

La causa del asma, según el doctor Garten en su obra *Los ciclos de la salud*, está en el veneno que se incorpora a la corriente sanguínea y produce una reacción violenta en la membrana del conducto respiratorio, que se congestiona. Cuando hay un ataque de asma, la naturaleza trata de eliminar el exceso de sustancias tóxicas y por eso se inflama la membrana que es la que secreta sustancia mucosa. Mientras que los sistemas tradicionales contra el asma han hecho mucho por evitar que entre el agente que provoca el ataque, nada se ha hecho para cambiar el organismo.

Para el asma, los yoguis recomiendan aprender a respirar bien, practicar la postura Parada de cabeza y otras, como la torsión, la Postura del pez, la vela, la cobra, la rueda y la pelviana. Dado que los pacientes asmáticos presentan poca irrigación en la parte superior de los pulmones, estas posturas devuelven la sangre a estos órganos, favoreciendo una mayor oxigenación. A partir de experiencias practicadas en personas con esta dolencia, se han notado óptimos resultados, especialmente en los niños, cuando se intenta invertir el cuerpo y devolver la sangre que está escaseando.

Los *resfríos* son un claro indicio del debilitamiento del

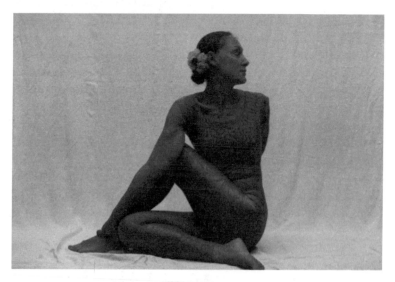

La torsión

230

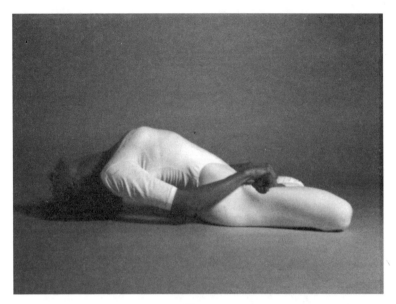

El pez

cuerpo, especialmente en individuos que los padecen varias veces por año. El organismo no ofrece resistencia alguna a las bacterias o virus que lo acechan por estar sobrecargado de materias de desecho, y es víctima de la invasión de gérmenes. Para evitar los resfríos no hay más que mantener el cuerpo fuerte, es decir libre de venenos y desintoxicado. Un catarro nos avisa que nuestro organismo necesita una limpieza a fondo, y si no se realiza, la descarga viene a través de las secreciones mucosas. Sería ideal prevenir esta situación, en lugar de tener que lidiar con sus efectos. Para tener el cuerpo vigoroso, hacen falta, como ya hemos repetido, la respiración completa que oxigene la sangre, el ejercicio físico, una dieta alimenticia balanceada y nutritiva, y la práctica diaria de las Ásanas.

En cuanto a las *anginas*, recomendamos la práctica de la postura *Simhasana*, que, repetida varias veces, controla de inmediato la inflamación de las amígdalas y detiene su

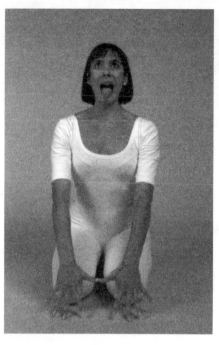

Postura del león (Shimhasana)

proceso porque fortalece los músculos de la garganta y las amígdalas para que resistan la infección.

En caso de *fiebre,* hay que sumergir una toalla en agua caliente con vinagre y luego envolver las piernas con la toalla, ponerlas en una bolsa de nylon y encima algo de lana. Después, una frazada liviana desde los pies hasta la cadera, bien envuelta y cerrada con alfileres, y luego cubrir a la persona con tres o cuatro cobijas. Esto hará que el cuerpo transpire, y con la transpiración se irá la fiebre en unas pocas horas.

Epílogo

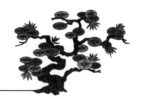

¿Son buenos tiempos para el Yoga?

Ahora es cuando es más necesario el Yoga, debido a la violencia y agresividad de las sociedades actuales. La gente está desorientada y se pregunta por su identidad; el mundo exterior en nada ayuda a devolverle el rumbo que anda buscando. Pero el universo está dentro de nosotros y el Yoga es un camino de luz que nos ayuda a reencontrarnos con nosotros mismos y hallar nuestras propias respuestas. Dado que nuestra sociedad está permanentemente cambiando, el Yoga se está adaptando a esos cambios, evolucionando día a día y acompañando al hombre y a la mujer en el largo caminar de su existencia.

Mataji nos enseña que el amor es la fuente universal de la vida, y es el único que puede salvar al mundo entero, sin discriminación de razas ni credos. El Yoga se está transformando en una herramienta útil para mejorar la calidad de vida de este mundo. Nos hace desarrollar la solidaridad, la luz, la armonía y el amor. Su práctica constante durante más de 60 años le ha dado a Indra Devi una experiencia única que le ayudó a cambiar su vida, y se la ofrece a todos ustedes a través de éstas, sus enseñanzas, desde lo profundo de su ser.

Y que la Luz, el Amor, la Paz y la Alegría estén siempre presentes en nuestros caminos a partir de hoy y por siempre. ¡Om Shanti! (¡Amor y Paz!)

Preceptos de Mataji para guardar en el corazón

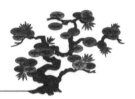

- En el Yoga, la relajación se considera como un arte, la respiración como una ciencia y el control mental como un medio para armonizar el cuerpo, la mente y el espíritu.

- El Yoga es un sendero hacia la libertad que nos ayuda a liberarnos del miedo, porque nos da confianza en nosotros mismos.

- No hace falta viajar para encontrar lo que uno anda buscando, porque lo más probable es que uno lo tenga dentro de sí.

- Cuando me dicen: "No puedo", no lo acepto. Puede, es simplemente que carece de confianza en sí mismo.

- Tú haz las cosas lo mejor que puedes, y por lo demás, que se haga Su voluntad.

- Da Luz y Amor a todos. A los que te quieren y a los que no te quieren, a los que te hacen daño y a los que te hacen el bien, a los que conoces y a los que no conoces. Porque la Luz y el Amor son más fuertes que el odio y la oscuridad.

- No hagas a los demás lo que no te gustaría que te hicieran a ti, y haz a los otros lo que te gustaría que a ti te hicieran.

- La espiritualidad no cae del cielo. Uno puede tener la tendencia a ser espiritual, pero la concentración y la meditación requieren esfuerzo y práctica.

- El desapego es la fuente de toda satisfacción profunda.

- Solamente se puede compartir aquello que se ha aprendido.

- En Yoga, cada uno descubre que tiene la chispa divina en su corazón, que tiene la fuerza y que tiene la posibilidad de ser libre y desarrollar al ser de Luz y Amor que lleva dentro de sí.

- Si nosotros hacemos un inventario consciente de nuestros bienes materiales, ¿por qué no hacer uno también de nuestros bienes espirituales?

- A veces uno tiene que irse muy lejos para darse cuenta de aquello que tiene muy cerca.

ÍNDICE

Dirección: Azcuénaga 762 (1029) Buenos Aires, Argentina.
T.E. (011) 4962-3112 - www.fundacion-indra-devi.org
E-mail: funidevi@fundacion-indra-devi.org

Esta edición de 12.000 ejemplares
se terminó de imprimir en
Indugraf S. A.,
Sánchez de Loria 2251, Bs. As.
en el mes de marzo de 1999.